Stefan Priebe, Doris Denis,
Michael Bauer
Herausgeber

EINGESPERRT
und nie mehr frei

Psychisches Leiden
nach politischer Haft
in der DDR

STEINKOPFF
DARMSTADT

STEFAN PRIEBE
DORIS DENIS
MICHAEL BAUER

Abteilung für
Sozialpsychiatrie
Freie Universität Berlin
Platanenallee 19

14050 Berlin

Die Deutsche Bibliothek – CIP-Einheitsaufnahme

Eingesperrt und nie mehr frei : psychisches Leiden nach politischer Haft in der DDR /
Stefan Priebe . . . Hrsg. - Darmstadt: Steinkopff, 1996
ISBN-13:978-3-7985-1048-7 e-ISBN-13:978-3-642-93689-0
DOI: 10.1007/978-3-642-93689-0
NE: Priebe, Stefan (Hrsg.)

Verlagsredaktion: Sabine Ibkendanz – Herstellung: Heinz J. Schäfer
Umschlaggestaltung: Erich Kirchner, Heidelberg

Satz: SZ-Satzherstellung GmbH, Darmstadt

Gedruckt auf säurefreiem Papier

Vorwort

Als im Lauf des Jahres 1989 immer mehr Übersiedler aus der DDR nach Westdeutschland und ins damalige West-Berlin kamen und als bekannt wurde, daß auffällig viele von ihnen wegen psychischer Leiden einen Nervenarzt aufsuchten, begannen Wissenschaftler in der Abteilung für Sozialpsychiatrie der Freien Universität Berlin mit ersten systematischen Untersuchungen zu den Fragen, worin dieses Leiden genau bestand, durch welche Bedingungen es verursacht und von welchen weiteren Faktoren es beeinflußt wurde. Diese Studien waren von keiner Institution speziell in Auftrag gegeben worden und wurden allein getragen vom Erkenntnisinteresse und Engagement der Mitarbeiter und Doktoranden unserer Abteilung. In der Folgezeit entwickelte sich ein Forschungsschwerpunkt mit weiteren Untersuchungen über psychische Erkrankungen, die infolge politischer Haft auftraten. Die Ergebnisse wiesen darauf hin, daß eine vermutlich hohe Zahl ehemals politisch Inhaftierter zwar unter anhaltenden psychischen Beschwerden leidet, aber weder eine angemessene Behandlung noch zustehende Entschädigungen erhält. Dies hat – wie im vorliegenden Buch teilweise aufgezeigt wird – mehrere Ursachen: Allgemeiner Rückzug, Mißtrauen und Angst sind häufige Zeichen psychischer Folgeerkrankungen von politischer Haft und können verhindern, daß der Betroffene einen Arzt um Hilfe bittet oder bei einer Behörde einen Antrag stellt. Darüber hinaus erkennen häufig weder die Betroffenen selbst noch die zuständigen Ärzte den Zusammenhang zwischen gegenwärtigem Leiden und früherer Hafterfahrung. Hierfür ist auch ein Mangel an Informationen und Sachkenntnis verantwortlich.

Um die Situation für die Betroffenen zu verbessern, ist also eine Aufklärung der Fachöffentlichkeit über psychische Störungen nach politischer Haft in der DDR erforderlich. Das vorliegende Buch soll zu einer solchen Aufklärung beitragen, indem es die bisher vorliegenden Erkenntnisse zusammenfassend darstellt. Der Titel „Eingesperrt und nie mehr frei“ soll nicht eine Ausweglosigkeit für die Betroffenen in dem Sinne andeuten, daß es wenig Hoffnung auf Besserung ihrer Leiden gäbe. Er soll aber aufzeigen, daß für viele politisch Inhaftierte die Haftentlassung nicht das Ende ihrer Leiden bedeutet hat, sondern daß die Erfahrungen und Erlebnisse in der Haft einen langandauernden Einfluß auf ihr Leben haben können.

Ein besonderer Dank gilt der Robert-Bosch-Stiftung, die die Aufklärungs- und Informationsinitiative, zu der auch dieses Buch gehört, finanziell unterstützt.

Berlin, im Winter 1995/96

STEFAN PRIEBE
DORIS DENIS
MICHAEL BAUER

Bildnachweis (in der Reihenfolge ihres Abdrucks im Buch)

1. Bild und Titel: Haftanstalt Bautzen. Fotograf Uwe Frauendorf, mit freundlicher Genehmigung.

2. Bild: Ehemalige Untersuchungshaftanstalt Rummelsburg, Zellentrakt.
Landesbildstelle Berlin, mit freundlicher Genehmigung.

3. Bild: Justizvollzugsanstalt Rummelsburg StVE, Arrestzelle mit Drehkreuz und starrem Tisch und Sitz.
Landesbildstelle Berlin, mit freundlicher Genehmigung.

Inhaltsverzeichnis

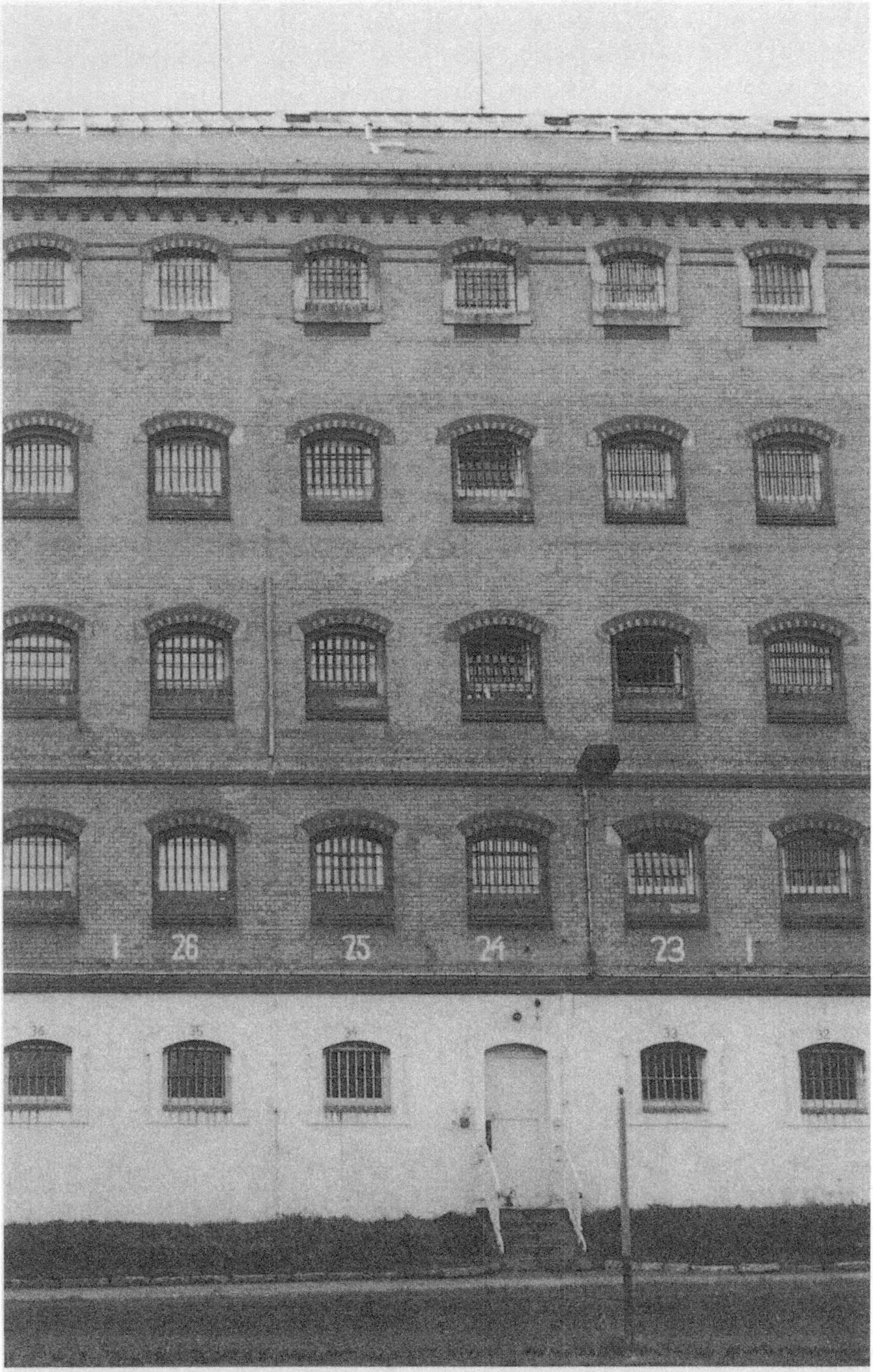
26
25
24
23
36
35
34
33
32

Eingesperrt und nie mehr frei

Gefördert von der
Robert-Bosch-Stiftung

1 Das Konzept der posttraumatischen Belastungsstörung

Berthold P.R. Gersons und Doris Denis

Die Einführung der posttraumatischen Belastungsstörung (engl. posttraumatic stress disorder – PTSD) in das Diagnosesystem der Vereinigung der amerikanischen Psychiater hat vielen Opfern ziviler und staatlicher Gewalt die Anerkennung ihres psychischen Leidens als Folge der traumatischen Erfahrungen erleichtert. Die Geschichte des Konzeptes der PTSD beginnt aber schon viel früher. Wichtige Impulse gingen von Militärpsychiatern aus, die sich mit zehntausenden Soldaten konfrontiert sahen, die durch ihre Kriegserfahrungen traumatisiert waren. Das Verständnis der Krankheit wurde durch physiologische Streßmodelle und psychologische Konzepte zu den Auswirkungen belastender Lebensereignisse geprägt. In diesem Beitrag werden die wichtigsten historischen und theoretischen Einflüsse auf das Konzept und die diagnostische Klassifikation der postraumatischen Belastungsstörung beschrieben.

Durch die Aufnahme der posttraumatischen Belastungsstörung (PTSD) in das Diagnostische und Statistische Manual psychischer Störungen (DSM) der Vereinigung amerikanischer Psychiater im Jahr 1980 (4) wurde eine Diagnose eingeführt, die sich auf psychische Erkrankungen bezieht, die in erster Linie auf äußere Gründe oder gesellschaftliche Ursachen zurückzuführen sind. Die Einführung dieser Kategorie macht es auch für Opfer von Kriegen und politischer Verfolgung, die psychische Beschwerden aufgrund ihrer traumatischen Erfahrungen entwickeln, leichter, als psychiatrische Patienten anerkannt zu werden, ohne mit Diagnosen wie Hysterie, Depression oder Psychosen belegt und möglicherweise fehlbehandelt zu werden.

Obwohl die fachliche Kommunikation über PTSD seit der Veröffentlichung des DSM-III 1980 zugenommen hat, werden bei neuen Untersuchungen die Ergebnisse früherer Studien und klinische Erfahrungen anderer Länder in der Regel vernachlässigt. Besonders die Tatsache, daß Ähnlichkeiten zwischen traumatischen Erfahrungen in unterschiedlichen Situationen nicht erkannt wurden, war für die Entwicklung neuer wissenschaftlicher Erkenntnisse nicht sehr förderlich. Von einigen Autoren (21, 45) wird aus diesen Gründen das Fehlen historischer und theoretischer Kontinuität bemängelt, und Boulanger (21) fordert vor diesem Hintergrund, etwas Ordnung in das Durcheinander zu bringen. Dieser Artikel versucht, einen kleinen Schritt in diese Richtung zu machen.

Der Einfluß der Militärpsychologie

Seitdem Kriege geführt werden, gibt es auch die Symptome der PTSD, die unter verschiedenen Namen, wie das „aufgeregte Herz der Soldaten", „Kampfneurose", „Kriegsneurose" und „Granaten-Schock" in die Militärgeschichte eingegangen sind. Diese Begriffe stehen stellvertretend für eine Vielzahl von Symptomen, die die Soldaten für weitere militärische Einsätze untauglich machten und die Kampfkraft von Militärverbänden schwächte.

Die Generäle der französischen und britischen Heere des ersten Weltkrieges waren erstaunt über das Ausmaß des Problems. Die harten Bedingungen an der Kriegsfront verlangten nicht nur enorme physische Anstrengungen, sondern erschöpften die Soldaten psychisch so stark, daß sie immer weniger den Anforderungen des Frontkampfes standhielten. Englische Psychiater, die gewöhnlich in Einrichtungen in ihrer Heimat, durch den Ärmelkanal getrennt von der Front, arbeiteten und nun die traumatisierten Soldaten behandelten, waren angesichts der unbekannten Symptome verunsichert. Sie kamen zu dem Schluß, daß die traumatisierten Soldaten Anzeichen von Hysterie zeigten, und daß es die beste Medizin sei, die Störungen zu ignorieren und nicht darüber zu sprechen. Unglücklicherweise konnte dies zur Stabilisierung der Krankheit führen.

Die Soldaten, bei denen die Symptome des sogenannten Granaten-Schocks chronifizierten, wurden in psychiatrischen Einrichtungen behandelt. Einige Ärzte nahmen an, daß die Krankheitsursache in winzigen Bombensplittern liegen würde, die ins Gehirn eingedrungen wären (daher stammt auch der Begriff Granaten-Schock). Diese Vorstellung paßte gut zu der damaligen Tendenz, abweichendes Verhalten durch in erster Linie organische Ursachen zu erklären. Schon bald wurde jedoch deutlich, daß der Granaten-Schock auch bei solchen Soldaten auftrat, die nie irgendeine Art von Explosion miterlebt hatten, womit diese Erklärung fallengelassen werden mußte. Andere Psychiater glaubten, daß es sich gar nicht um eine psychische Störung, sondern um eine Simulation handeln würde, und es wurde sogar vorgeschlagen, daß die sogenannten Opfer ins Gefängnis gehörten oder zusammen hingerichtet werden sollten.

Die Generäle hatten kein Vertrauen in solche durchgreifende Methoden und waren sich darüber bewußt, daß diese Mittel wenig dazu beitragen würden, die Moral der Truppen zu verbessern. Sie waren sehr viel stärker an sofortiger und angemessener professioneller Hilfe interessiert, die ihre Soldaten wieder dazu befähigen würde, so schnell wie möglich an die Front zurückzukehren. Auf den Rat eines französischen Psychologen, C.S. Myers, hin wurden spezielle Behandlungstrupps hinter der Kampflinie eingesetzt, um die Soldaten dort direkt zu behandeln. Myers und seine Kollegen orientierten sich bei der Behandlung der Soldaten an dem therapeutischen Vorgehen Janets (vgl. 81) und verwendeten Hypnosetechniken, um den Patienten zu ermöglichen, die schmerzvollen und unterdrückten Erfahrungen und Gefühle wiederzuerleben. Diese Katharsis sollte zu einem emotionalen Gleichgewicht führen.

Der Vielzahl an traumatisierten, behandlungsbedürftigen Soldaten entsprechend, stieg auch die Anzahl der psychiatrischen Kliniken in England nach dem ersten Weltkrieg. Es ist deshalb auch nicht überraschend, daß ein Feldmarschall und ein Admiral die ersten stellvertretenden Ehrenvorsitzenden der heute berühmten Tavistock Klinik waren. Die Mitarbeiter dieser Klinik, die sich auf die Behandlung der durch die Kriegserfahrungen traumatisierten Menschen spezialisiert hatten, orientierten sich in ihrer Arbeit an psychoanalytischen Modellen. Man ging davon aus, daß nicht das Trauma selbst ursächlich für die Symptome sei, sondern vielmehr frühkindliche Triebkonflikte, die durch die traumatischen Erfahrungen aktualisiert würden. Die therapeutischen Erfahrungen mit den traumatisierten Soldaten machten deutlich, daß die Unterscheidung zwischen „normalen“ und „verrückten“ Soldaten genausowenig haltbar war wie die einseitige biologische Sichtweise.

Der Granatenschock wurde als Krankheit bezeichnet. Diese Bezeichnung wurde jedoch weniger gewählt, um zum Ausdruck zu bringen, daß der Krieg an sich schrecklich und für einige Menschen buchstäblich unerträglich ist, sondern vielmehr um den enormen Ausfall von Rekruten an der Front zu rechtfertigen (127). Von 1939 bis noch vor kurzem hat die Britische Regierung zwei Millionen Pfund Entschädigung an die granaten-geschockten Opfer des ersten Weltkrieges bezahlt.

Die britischen Streitkräfte berichteten während des zweiten Weltkrieges, daß nicht weniger als 7 – 10% der Offiziere und 3 – 4% der Soldaten anderer Ränge psychische Zusammenbrüche erlitten. Insgesamt sind 80.000 granatengeschockte Soldaten durch die Militärkrankenhäuser gezogen, ein Viertel von ihnen landete in psychiatrischen Einrichtungen. Aufgrund ihrer Erkrankung wurden 200.000 Personen vom aktiven Militärdienst befreit.

Physiologische Konzepte

In den Versuchslaboratorien von Physiologen und Psychologen wurde zu Beginn dieses Jahrhunderts ein anderer Weg eingeschlagen, um die psychischen Folgen traumatischen Erlebens zu verstehen. Sie interessierten sich in erster Linie für die physiologischen und biologischen Reaktionen von Personen, die sich in bedrohlichen Situationen befanden. Die zentrale Frage für sie war: Wie reagieren Körper und Psyche auf Bedrohungen, und was macht nach Gefahrensituationen krank?

Der Physiologe Walter Cannon wurde 1904 während seines Besuches von Utrecht Zeuge eines Experimentes von Rudolf van Magnus, bei dem der Stoffwechsel einer Katze durch Adrenalingabe reduziert wurde. Mehrere Jahre später belegten Cannon und La Paz, daß in Streßsituationen das Hormon Adrenalin ausgeschüttet wird. Durch die physiologische Ausschüttung von Adrenalin paßt sich der Organismus an akute Belastungssituationen an: die Herzleistung wird gesteigert, die Muskeldurchblutung verstärkt, der Blutzuckerspiegel angehoben, die Atmung vertieft und der Verdauungstrakt wird blockiert, um die Reaktionen, die zur Abwehr oder Flucht notwendig sind, zu intensivieren. Diese Veränderungen werden als überwältigende Angst, gesteigerte Aufmerksamkeit und Anspannung erlebt. In Arbeiten wie „The emergency function of the adrenal medulla in pain and the major emotions“ (Die

Notfallfunktion von Adrenalin bei Schreck und großer Erregung) (28) und „The wisdom of the body“ (Die Weisheit des Körpers) (30) versuchte Cannon, die physiologischen und psychologischen Reaktionen eines Menschen auf Gefahr zu erklären. Diese Notfallreaktionen interpretierte er dabei als das Ergebnis eines biologischen Regelsystems zum Ausgleich von Umweltveränderungen, dessen Aufgabe es ist, eine Homöostase im Körper zu erhalten. Das bedeutet, daß der Organismus auf bedrohliche Außeneinflüsse mit erhöhter Erregung reagiert und sich wieder entspannt, wenn die Gefahr vorüber ist.

Selye führte, ausgehend von den Antworten des Körpers auf die Verletzung der körperlichen Integrität z.B. durch Verbrennungen, das Streßkonzept ein. Im Laufe mehrerer Jahrzehnte entwickelte er die Theorie des Allgemeinen Anpassungssyndroms, in der er drei Reaktionsphasen auf Streß unterscheidet: Die Alarmreaktionen, den Widerstand und die Erschöpfung. Die Veränderungen des Organismus auf Bedrohungen liegen nach Selye zwischen dem „Aufrechterhalten eines normalen Gleichgewichts“ und dem „Erliegen eines physischen und psychischen Zusammenbruchs“ (124); denn wenn der Stressor unverändert einwirkt und die Belastung nicht vorrübergeht, ist die Homöostase gestört und der Organismus bricht zusammen.

Diese physiologischen Konzepte sind wichtig, um PTSD und besonders das Symptom der zunehmenden Reizbarkeit zu verstehen. Menschen, die unter PTSD leiden, verbleiben auch nach dem Trauma in dem Zustand, mit dem der Organismus auf eine äußere Gefahr reagiert. Erhöhter Muskeltonus, erhöhte Herzfrequenz und eine geringere Wahrnehmungsschwelle sind zwar angemessene Reaktionen auf eine bedrohliche Situation, bleibt die Person jedoch im „Alarm- und Kampfzustand“, auch wenn die äußere Gefahr längst vorüber ist, so resultieren daraus längerwährende Beschwerden wie Schlafprobleme, Reizbarkeit, Konzentrationsschwierigkeiten, übersteigerte Wachheit und übertriebene Schreckreaktionen. Aus diesem Grund sind die Symptome nach posttraumatischem Erleben auch Physio-Neurose (74) genannt worden.

Zahlreiche Studien weisen darauf hin, daß die Prozesse des Organismus, die zur Abwehr von Gefahr oder Flucht intensiviert werden, vermutlich über die neuro-endokrine Achse aufrechterhalten werden (80, 109, 131). Dieser Teil des Gehirns leitet Informationen zum Hypothalamus und der Hypophyse weiter, die in entsprechender Weise die Produktion bestimmter Körperhormone wie Adrenalin drosseln oder verstärken.

Einige Forscher vermuten, daß nach einem Trauma das Nervensystem übersensibel für nachfolgende traumatische Erfahrungen ist (23, 79, 114). Es stellt sich jedoch die Frage, ob eine erhöhte Sensibilität wirklich die Folge eines erlebten Traumas ist, oder ob eine solche Sensibilität schon latent vorhanden war; denn nicht jeder entwickelt eine posttraumatische Störung nach einem schrecklichen und gefährlichen Erlebnis.

Psychologische Konzepte

Die Folgen traumatischen Erlebens wurden aber nicht nur aus physiologischer und biologischer Sicht erklärt. Verschiedene psychologische Konzepte, besonders Modelle zu Trauererfahrungen und Krisentheorien haben das Verständnis von posttraumatischen Störungen wesentlich mitgeprägt.

Bei der Betrachtung der historischen Entwicklung des PTSD-Konzeptes sollte deshalb der klassische Aufsatz von Erich Lindemann „Symptomatology and management of acute grief" (Symptomatik und Verarbeitung von Trauererfahrungen) (85) nicht unerwähnt bleiben. Lindemann berichtet in anschaulicher Art und Weise von den psychologischen Folgen eines Brandes in einem Bostoner Nachtclub, bei dem es 500 Todesopfer gab. Er bezieht sich auf das Standardwerk von Sigmund Freud (51) „Trauer und Melancholie" und beschreibt in seinem Artikel als erster das ganze Spektrum an Trauerreaktionen, das von Überlebenden und Verwandten der Opfer gezeigt wurde. Das von Lindemann beschriebene „acute grief syndrome" (akute Trauersyndrom) ist eine psychische Erkrankung, die Personen ohne offensichtliche psychische Probleme zeigten, die ihr Leben vorher recht gut meisterten. Sie resultiert aus der direkten Konfrontation mit einer Katastrophe außerhalb des Individuums. Die trauernden Verwandten und Freunde der Opfer des Brandes entwickelten verschiedene Symptome, wie psychosomatische Störungen, die Beschäftigung mit „Visionen" von den Verstorbenen, aggressive Reaktionen und Verhaltensmuster, die keine dieser Personen vorher aufgewiesen hatte. Sie zogen sich zurück, reagierten feindselig und mißtrauisch gegenüber anderen. Die Trauer um einen geliebten und schmerzlich vermißten Menschen umfaßte bei diesen Personen sehr viel mehr als großen Schmerz, und viele hatten das Gefühl, daß es für sie keinen Trost gab. Wiederholt stellt Lindemann in seinem Aufsatz die Frage, was man als normale Trauerreaktion ansehen kann und an welchem Punkt eine pathologische Reaktion beginnt. Diese Frage ist jedoch schwer zu beantworten, gerade vor dem Hintergrund, daß alle Menschen früher oder später mit Trauer konfrontiert werden, und das Bedürfnis besteht, sie nicht als etwas Pathologisches einzustufen. Dies war mit ein Grund dafür, weshalb sich das Forschungsinteresse von der Diagnose zu Verlaufsaspekten der Erkrankung verschob. Lindemann hielt vier bis sechs Wochen ausreichend für den Trauerprozeß. Einige Jahre später wies Parkes (105) jedoch darauf hin, daß die Symptome bis zu einem Jahr und länger anhielten.

Wie zuvor die Physiologen zeigte Lindemann zunehmendes Interesse an der Frage, über welche Selbstheilungskräfte Menschen verfügen, die sie ein belastendes Ereignis überstehen lassen. Die Genesungsfähigkeit ist häufig mit der sozialen Umgebung des Menschen verbunden. Und wieder wird das Prinzip der Homöostase herangezogen, diesmal bezieht es sich jedoch im Gegensatz zur Verwendung bei Cannon auf psychische und soziale Aspekte. Aus diesem Blickwinkel ist Trauer eine enorme Störung des psychosozialen Gleichgewichtes. Analog zum physiologischen Streßmodell muß der trauernde Mensch emotionale Ressourcen mobilisieren, um die Beziehungen in seinem sozialen Umfeld wieder zu stabilisieren. Die Bewältigung von Trauer wird damit auch zu einem Modell, wie man mit anderen plötzlichen und schmerzvollen Krisen im Leben umgeht, sie verarbeitet und überwindet.

Spätestens mit der Krisentheorie, die sich mit den Auswirkungen und der Bewältigung von kritischen Lebensereignissen beschäftigt, haben die Erfahrungen der Militärpsychologie ihren Weg in zivile Kreise gefunden. Seit

Beginn der sechziger Jahre wurden in verschiedenen epidemiologischen Forschungsprogrammen die Auswirkungen von belastenden Lebensereignissen, die Heirat ebenso einschlossen wie den Tod einer geliebten Person, untersucht (35). Es entwickelte sich ein großes Interesse für alle Arten von Traumen, und in wissenschaftlichen Studien versuchte man, die Reaktionen auf erfahrenes Leid und die daraus resultierenden psychischen Bedürfnisse zu verstehen. In Untersuchungen wurde darauf hingewiesen, daß soziale Unterstützung nach dem Ereignis die Bewältigung der belastenden Erfahrung vermutlich positiv beeinflußt und die Auswirkungen mildert (36, 110).

Die Folge des wachsenden Interesses an den objektiven Ursachen der Beschwerden und den krankmachenden Lebensbedingungen, war jedoch, daß allmählich die Aufmerksamkeit für die Art und Weise des Erlebens der Patienten und die psychischen und physiologischen Veränderungen nach traumatischen Erfahrungen nachließ. Das Streß-Konzept wurde in dieser Phase sehr weit gefaßt, um ein breites Spektrum von sowohl negativen wie positiven „krisogenen“ Lebensbedingungen darunter zu fassen, wobei das Hauptziel darin lag, die Lebensumstände des Patienten zu ändern.

Durch das Problem des sexuellen Mißbrauchs wurde der Blick wieder stärker auf die Verarbeitungs- und Bewältigungsmechanismen des Individuums gerichtet. Die psychoanalytische Haltung, daß sich hinter den unbewußten Phantasien kleiner Kinder ihre problematischen sexuellen Wünsche verbergen, mußte durch die Einsicht ersetzt werden, daß es sich hierbei um reale Erlebnisse handelt, die vom bewußten Zugang verbannt wurden. Diese Verbannung kann als eine Bewältigungsstrategie angesehen werden. Die Opfer vermeiden damit, daß die traumatische Erfahrung, die mit Gefühlen von Hilflosigkeit, Angst, Scham, Einsamkeit, Schuld oder Beschmutztsein verbunden sind, in ihr Bewußtsein dringt.

Inzwischen ist anerkannt, daß große und kleine Katastrophen, die in der Familie, auf der Arbeit oder auf der Straße täglich geschehen, tiefgreifende Konsequenzen für das Leben der Betroffenen haben können. Während die Erkenntnisse darüber, wo, wann und warum die Belastungen PTSD verursachen, in manchen Fällen gefolgt von Depressionen, Selbstmord und Alkoholabhängigkeit, spärlich sind, ist das Interesse an den Umständen selbst und an den Menschen, die davon betroffen sind, groß. PTSD sollte jedoch nicht nur als Synonym für „Krise“ oder etwas ähnliches stehen, sondern auch als Krankheit verstanden und behandelt werden.

Diagnostische Konzepte

Die theoretischen Konzepte und historischen Entwicklungen haben auch die nosologische Klassifikation der Vereinigung amerikanischer Psychiater beeinflußt. Unter dem Eindruck der psychischen Folgeerkrankungen bei Soldaten des Zweiten Weltkrieges wurde 1952 mit dem DSM (2) der Begriff „gross stress reaction“ (schwere Belastungsreaktion) eingeführt. Damit wurden Reaktionen auf extreme Belastungen wie Krieg, Katastrophen, Brände, Erdbeben und Explosionen bezeichnet. Man ging davon aus, daß es sich bei dieser

Erkrankung um eine vorübergehende situationsbedingte Persönlichkeitsstörung handelt, die sich bessert, sobald die traumatisierenden Bedingungen vorbei sind. Unabhängig von der Schwere des Traumas glaubte man an eine rasche Besserung durch eine Behandlung, die kurz nach dem Ereignis einsetzte. Man betonte den vorübergehenden und reversiblen Charakter der Störung, ohne im einzelnen Symptome zu nennen. Bei verzögerter oder andauernder Reaktion wurde die Erkrankung auf prämorbide Faktoren zurückgeführt und eine andere Diagnose gestellt. Die anhaltenden Symptome wurden dann nicht als Reaktion auf das traumatische Ereignis interpretiert, sondern als Ausdruck unterdrückter, latenter und vorher bestehender intrapsychischer Konflikte, die lediglich durch das Ereignis aktiviert wurden.

In der zweiten Version des DSM (3) wurde die „gross stress reaction" wieder gestrichen. Dies ist gerade vor dem Hintergrund erstaunlich, daß es in den dazwischenliegenden 16 Jahren eine Vielzahl an Katastrophen und militärischen Auseinandersetzungen gab, deren psychische Folgen zum Teil auch wissenschaftlich untersucht wurden (75, 84). Möglicherweise ist es auf die vieldiskutierte Krisentheorie und das Interesse an den „alltäglichen Katastrophen" des Lebens zurückzuführen, daß die „gross stress reaction" gestrichen wurde und das DSM-II lediglich die „adjustment reaction of adult life" (Anpassungsreaktion im Erwachsenenleben) aufführt. Die Zahl der angegebenen Belastungssituationen, nach denen sich die Erkrankung entwickeln kann, war groß und reichte von der unerwünschten Schwangerschaft bis zum Todesurteil. Damit wurde ignoriert, daß manche traumatischen Ereignisse wahrscheinlicher zu psychischen Folgestörungen führen als andere.

12 Jahre später waren es wieder Erfahrungen mit Kriegsveteranen, den ehemaligen Soldaten des Vietnam-Kriegs, die dazu führten, daß die „posttraumatic stress disorder" (posttraumatische Belastungsstörung) als eine eigenständige Diagnose in die dritte Ausgabe des DSM (4) aufgenommen wurde. Das traumatisierende Erlebnis wird darin als ein Ereignis, das für fast jeden stark belastend wäre, beschrieben. Im DSM-III werden erstmals einzelne Symptome der Erkrankung beschrieben, die den Angststörungen zugeordnet ist. Typische Merkmale der PTSD sind das ungewollte Wiedererleben des traumatischen Ereignisses in Träumen und Gedanken, die Vermeidung von Dingen, die an das Ereignis erinnern, ein Gefühl von Betäubtheit und emotionalem Erstarren, Schlafstörungen und Konzentrationsschwierigkeiten, Rückzug und eine Teilnahmslosigkeit der Umgebung gegenüber und die Verschlechterung der Symptomatik bei Ereignissen, die dem Trauma ähneln (vgl. auch 10, 36, 69). Die Diagnosekategorie soll die Patienten vor Fehldiagnosen schützen und eine angemessene Behandlung und in manchen Fällen auch eine Entschädigung garantieren.

In der revidierten Fassung des DSM-III (DSM-III-R) (5) wird die klinische Unterteilung der Symptome noch stärker differenziert. Um PTSD zu diagnostizieren, müssen sechs der aufgeführten Symptome über mindestens vier Wochen auftreten. Die Diskussion über den vorübergehenden und reaktiven Charakter der Streßreaktionen wird teilweise ersetzt durch die Frage nach der Dauer der Reaktion. In anderen Worten: Wie lange müssen die Symptome anhalten, bevor wir von einer Krankheit sprechen können? Anhand des Zeit-

Tabelle 1. Diagnostische Kategorien der *Posttraumatischen Belastungsstörung* (PTSD) in DSM IV (verkürzt)

A. Die Person hat ein traumatisches Ereignis erlebt, das die beiden folgenden Kriterien erfüllt:
(1) Die Person war selbst Opfer oder Zeuge eines Ereignisses, bei dem das eigene Leben oder das anderer Personen bedroht war oder eine ernste Verletzung zur Folge hatte oder eine Bedrohung für die eigene physische Unversehrtheit bzw. für die anderer Personen darstellte;
(2) die Reaktion des Betroffenen beinhaltete Gefühle von intensiver Angst, Hilflosigkeit oder Entsetzen.
B. Ständiges Wiedererleben des traumatischen Erlebnisses auf mindestens einer der folgenden Arten:
(1) wiederholte und sich aufdrängende Erinnerungen an das Ereignis;
(2) wiederholte, stark belastende Träume von dem Ereignis;
(3) plötzliches Handeln oder Fühlen, als ob das traumatische Ereignis wiedergekehrt wäre, z.B. das Ereignis wieder zu durchleben;
(4) intensives psychisches Leid bei der Konfrontation mit internalen oder externalen Reizen, die das traumatische Ereignis symbolisieren oder ihm in irgendeiner Weise ähneln;
(5) physiologische Reaktionen bei der Konfrontation mit internalen oder externalen Reizen, die einem Bestandteil des traumatischen Ereignisses ähneln oder es symbolisieren.
C. Anhaltende Vermeidung von Stimuli, die mit dem Trauma in Verbindung stehen, oder eine Einschränkung der allgemeinen Reagibilität (war vor dem Trauma nicht vorhanden), was sich in mindestens drei der folgenden Merkmale ausdrückt:
(1) Anstrengungen, Gedanken oder Gefühle, die mit dem Trauma in Verbindung stehen, zu vermeiden;
(2) Anstrengungen, Aktivitäten, Orte, oder Personen, die Erinnerungen an das Trauma wachrufen, zu meiden;
(3) Unfähigkeit, sich an einen wichtigen Bestandteil des Traumas zu erinnern;
(4) auffallend vermindertes Interesse an bedeutenden Aktivitäten;
(5) Gefühl der Isolierung oder Entfremdung von anderen;
(6) eingeschränkter Affekt, z.B. keine zärtlichen Gefühle mehr zu empfinden;
(7) Gefühl einer überschatteten Zukunft, z.B. erwartet nicht Karriere zu machen, zu heiraten, Kinder zu bekommen oder eine normale Lebenserwartung zu haben.
D. Anhaltende Symptome eines erhöhten Erregungsniveaus (waren vor dem Trauma nicht vorhanden), durch mindestens zwei der folgenden Merkmale gekennzeichnet:
(1) Ein- oder Durchschlafstörungen;
(2) Reizbarkeit oder Wutausbrüche;
(3) Konzentrationsschwierigkeiten;
(4) Hypervigilanz;
(5) übertriebene Schreckreaktionen.
E. Die Dauer der Störung (Symptome aus den Kategorien B, C und D) beträgt mindestens einen Monat.
F. Die Störung verursacht ein klinisch bedeutsames Leiden oder eine Beeinträchtigung des sozialen oder beruflichen Funktionsniveaus.
Spezifizierung:
akuter Typus: Dauer der Symptome weniger als drei Monate;
chronischer Typus: Dauer der Symptome mehr als drei Monate;
Typus mit verzögertem Beginn: die Symptomatik beginnt mindestens sechs Monate nach dem Trauma.

kriteriums von einem Monat versucht man, die Grenze zwischen pathologischen und normalen Reaktionen zu ziehen.

In der neuesten Version, dem DSM-IV (6), wird die auslösende Situation stärker eingegrenzt. Als auslösende Belastungen werden nun Ereignisse angesehen, in denen eine tödliche Bedrohung besteht, andere Personen zu Tode kommen oder ernsthaften Schaden erleiden oder die eigene physische Integrität gefährdet ist. Zudem müssen die Betroffenen mit Angst, Schrecken und Hilflosigkeit auf das Erlebte reagieren, damit die Diagnose PTSD gestellt werden kann. Gegen diese Eingrenzung wird eingewendet, daß sie traumatische Erfahrungen wie psychologische Folter außer acht läßt (115). Tabelle 1 zeigt die operationalisierten Kriterien in der neuen Version des DSM-IV in gekürzter Form.

In der Internationalen Klassifikation Psychischer Störungen ICD-10 der Weltgesundheitsorganisation (135) wurde die posttraumatische Belastungsstörung ebenfalls als diagnostische Kategorie aufgenommen. Im wesentlichen schloß man sich dabei den Kriterien des DSM-III-R von 1987 an.

Studien, die nach der Einführung der Diagnose PTSD 1980 durchgeführt wurden, haben bestätigt, daß sich auch andere psychische Folgestörungen besonders andere Angsterkrankungen und Depressionen nach traumatisierenden Ereignissen entwickeln können (42, 97). Alle Folgebeschwerden können durchaus chronifizieren und zu dauerhaften Beeinträchtigungen führen (1, 39, 107). Diesem Umstand trägt die „andauernde Persönlichkeitsveränderung nach Extrembelastung“ Rechnung, die im ICD-10 zu finden ist. Generelle Persönlichkeitsveränderungen mit Beeinträchtigung sozialer Beziehungen und Rückzugsverhalten stehen dabei im Vordergrund. Die diagnostischen Kriterien dieser Störung sind in verkürzter Form in Tabelle 2 dargestellt.

Tabelle 2. Diagnostische Kriterien der *Andauernden Persönlichkeitsveränderung nach Extrembelastung nach ICD 10* (verkürzt)

- Beispiele einer Extrembelastung: KZ-Haft, Folter, Naturktastrophen, andauernde lebensbedrohliche Situationen
- Persönlichkeitsänderung mit dem Versuch einer fremdanamnestischen Bestätigung
- Andauernd unflexibles und unangepaßtes Verhalten
- Beeinträchtigung sozialer, beruflicher Beziehungen
- Sozialer Rückzug
- Feindliche oder mißtrauische Haltung der Welt gegenüber
- Gefühle der Leere oder Hoffnungslosigkeit
- chronisches Gefühl von Nervosität wie bei ständigem Bedrohtsein
- Entfremdung
- Symptomatik besteht mindestens 2 Jahre; zuvor keine Persönlichkeitsstörung
- PTSD-Syndrom muß nicht obligat vorausgehen

Trotz einer Vielzahl an internationalen Studien, kann sich bis heute bei der PTSD nur auf die Augenscheinvalidität bezogen werden, wie Breslau und Davis (24) anmerken: Die aktuellen Kriterien spiegeln jeweils die gegenwärtige Meinung der Experten wider. Welche Symptome der PTSD genau zuzuordnen sind (33, 58, 73, 91), welche Prozesse zur Entstehung und Aufrechterhaltung eine entscheidende Rolle spielen und welche Bedeutung dem Ereignis zukommt (43, 57, 86, 128), ist trotz zahlreicher Untersuchungen bisher noch unklar.

2 Politische Verfolgung in der Sowjetischen Besatzungszone und der Deutschen Demokratischen Republik

Doris Denis und Matthias Kuhn †[1]

Die politische Justiz in der Sowjetischen Besatzungszone (SBZ) und der Deutschen Demokratischen Republik (DDR) ging weit über die Sicherung der Rechtsordnung mit Rechtsmitteln hinaus und wurde für gesellschaftspolitische Ziele funktionalisiert. Schätzungsweise 300.000 Menschen waren aus politischen Gründen in den Internierungslagern der sowjetischen Militärbehörden und den Strafvollzugsanstalten der DDR inhaftiert. Nach ihrer Festnahme war die Mehrzahl der Häftlinge mit Verhörmethoden und Bedingungen während der Untersuchungshaft konfrontiert, die sowohl physisch als auch psychisch stark belastend waren. Die Betroffenen, die nach einem schnellen und meist unzureichenden Untersuchungsverfahren verurteilt wurden, verbrachten ihre Haftzeit bei mangelhafter Verpflegung und Unterbringung und waren häufig Schikanen der Beamten ausgesetzt. Der folgende Beitrag thematisiert das qualitative und quantitative Ausmaß der politischen Verfolgung zwischen 1945 und 1989.

Spricht man über die psychischen Leiden von Menschen, die politisch verfolgt und inhaftiert wurden, so ist es notwendig, auch die gesellschaftlichen Umstände zu kennen, die zu diesem Leiden geführt haben. Seit der Maueröffnung und dem Ende des vom DDR-Staat auferlegten Schweigegebotes für politisch Verfolgte haben viele Betroffene die Möglichkeit genutzt, nun in der Öffentlichkeit über das ihnen erfahrene Unrecht zu berichten. Obwohl die politische Justiz im anderen Teil Deutschlands dadurch transparenter geworden ist, bleibt es auch weiterhin schwierig, das Ausmaß der politischen Verfolgung in der DDR zahlenmäßig zu erfassen. Der Begriff des politischen Häftlings wurde im offiziellen Sprachgebrauch der DDR-Justiz nicht verwendet und demnach auch keinen amtlichen Statistiken zugrunde gelegt. Folgt man der Entscheidung des Bundesverfassungsgerichtes vom 9.9.1959, so sind nicht nur „der politische Widerstandskämpfer", sondern auch Personen, deren „Haft nach Grund und Dauer durch die politischen Verhältnisse ... bedingt" waren (7), als politische Strafgefangene in der DDR anzusehen.

---

[1] Der Autor hielt auf dem Workshop „Psychische Störungen infolge politischer Inhaftierung in der DDR" der Abteilung für Sozialpsychiatrie der FU Berlin am 5.5.1995 einen Vortrag zum Ausmaß der politischen Verfolgung in der DDR. Teile des Vortragsmanuskripts sind in diesen Beitrag eingegangen. Matthias Kuhn verstarb vor Fertigstellung des vorliegenden Artikels.

Um dem Wandel der politischen Justiz in der SBZ und der DDR gerecht zu werden, unterscheiden einige Autoren verschiedene Phasen der politischen Verfolgung. Neben der Phase der Internierungslager in der Sowjetischen Besatzungszone wird z.B. von der Ära Ulbricht (133) und der Ära Honecker (61) gesprochen. Andere orientieren sich bei ihren chronologischen Einordnungen an politischen Ereignissen, wie z.B. dem Juni-Aufstand 1953 oder an strafrechtlichen Reformen. Da in diesem Beitrag jedoch weder geschichts- noch politikwissenschaftliche Fragestellungen im Vordergrund stehen, soll auf eine derartige detaillierte chronologische Differenzierung an dieser Stelle verzichtet werden. Vielmehr soll der gesellschaftliche Kontext verdeutlicht werden, der dazu führte, daß politisch Verfolgte physische und psychische Beschwerden entwickelten, die in den nachfolgenden Kapiteln aus medizinischer und psychologischer Sicht diskutiert werden.

Die Speziallager in der sowjetischen Besatzungszone 1945 – 1949

In allen vier Besatzungszonen wurden 1945, nach Kriegsende, zahlreiche Personen verhaftet und interniert. Rechtsgrundlage waren ein im Dezember 1945 vom Kontrollrat der Alliierten erlassenes Gesetz, das die „Bestrafung von Personen, die sich Kriegsverbrechen, Verbrechen gegen den Frieden oder gegen die Menschlichkeit schuldig gemacht haben“ (8), regelte, und eine entsprechende Direktive vom Oktober 1946 zur „Verhaftung und Bestrafung von Kriegsverbrechern, Nationalsozialisten und Militaristen und Internierung, Kontrolle und Überwachung von möglicherweise gefährlichen Deutschen“ (9). Weit über die Zielsetzung der Entnazifizierung und Entmilitarisierung hinaus dienten die Internierungslager den sowjetischen Sicherheitsorganen auch zur Isolierung tatsächlicher oder vermeintlicher „Klassenfeinde“, um die Etablierung eines Gesellschaftssystems zu forcieren, das demjenigen der UdSSR entsprach.

Nach der ersten Internierungswelle des Jahres 1945, die vor allem kleinere und mittlere Nazifunktionäre betraf, wurden auch ehemalige Mitglieder kommunistischer und linkssozialistischer Gruppen und Sozialdemokraten unter dem Verdacht antisowjetischer Propaganda und ähnlichen Vorwürfen verhaftet. Einige davon waren schon unter den Nationalsozialisten in Konzentrationslagern interniert gewesen und wurden jetzt ein zweites Mal, nun von ihren Befreiern, inhaftiert. Einem großen Teil der jugendlichen Verhafteten wurde die Mitgliedschaft in der Organisation „Werwolf“ vorgeworfen, einer von den Nationalsozialisten geplanten, aber faktisch kaum zustandegekommenen Jugend-Guerilla, die nach Beendigung der militärischen Auseinandersetzungen die Kriegsgegner bekämpfen sollte.

Für die Mehrheit der Verhafteten erfolgte die Festnahme durch die sowjetischen Sicherheitsorgane unvorhergesehen. Häufig waren die Beschuldigten einer Aufforderung zur Vorstellung in einer Behörde gefolgt, nicht ahnend, welche Konsequenzen dieser Besuch mit sich bringen sollte.

„Am 26. September 1945 erhielt ich vom Bürgermeister in Großenhain/Sachsen, wo ich nach Kriegsende bei der Fahrbereitschaft arbeitete, eine schriftliche Aufforderung zu einer Rücksprache. Ich ging arglos hin. Wir – insgesamt fünfzehn Mann – wurden von der Polizei in Empfang genommen und den NKWD-Behörden übergeben. Nachts wurden wir zum dortigen Flughafen gebracht und andauernd verhört. In den frühen Morgenstunden des folgenden Tages mußten wir ein Protokoll unterschreiben, das russisch geschrieben war. Keiner von uns konnte es lesen. Nach drei Wochen wurde ich von Großenhain nach Halle-Dehlau gebracht.

... Auch hier wurden wir von NKWD-Offizieren einige Male unter Hinzuziehung einer Dolmetscherin verhört. Von mir wollte man wissen, warum ich während des Krieges nicht zur Wehrmacht eingezogen worden war, warum ich Lebensmittelkarten austragen geholfen und Dienst beim Luftschutz geleistet hatte. Weiterhin wollte man in Erfahrung bringen, wer hauptamtlich bei der Partei gewesen sei, wo sich die Ortsgruppenleiter und Zellenleiter befänden und ähnliches mehr.

... Am 12. Oktober 1945 wurden wir früh auf einen LKW verladen. Wir wußten nicht, wohin es ging. Unterwegs hatten wir einen Achsenbruch. ... Am 13. Oktober 1945 ging es weiter. Nachmittags gegen 14 Uhr erreichten wir das Konzentrationslager Ketschendorf. Hier begann das eigentliche Elend ...“ (Archiv des Gesamtdeutschen Instituts Nr. 120/1964, zitiert nach 54).

Gesetzliche Untersuchungsverfahren waren nicht garantiert: auf die Anhörung von Zeugen wurde verzichtet, Beweismittel nicht berücksichtigt, und nur selten erhielt der Angeklagte einen Anwaltsbeistand. Unter den Bedingungen der Untersuchungshaft, bei der schlechte Ernährung und Unterbringung, Schlaf- und Essensentzug, tage- und nächtelange Dauerverhöre und Einzelhaft keine Ausnahmen waren, unterschrieben viele Häftlinge aufgrund der psychischen und physischen Belastungen Geständnisse, auch wenn diese nicht der Wahrheit entsprachen. Die daraufhin ausgesprochenen Urteile lagen in der Regel zwischen zehn und fünfundzwanzig Jahren Haft. In 756 Fällen wurde die Bestrafung mit dem Tod verhängt, die aufgrund der Aufhebung der Todesstrafe in der UdSSR in der Zeit von 1947 – 1950 in lebenslängliche Haft umgewandelt wurde. Nach den Vernehmungen und Verurteilungen wurden die Verhafteten in einem der Internierungslager in der SBZ untergebracht.

Die Lebensbedingungen in den sowjetischen Speziallagern in Weesow (bis August 1945), Jamlitz (September bis April 1947), Mühlberg, Buchenwald, Berlin-Hohenschönhausen, Bautzen, Ketschendorf, Frankfurt/Oder, Sachsenhausen, Torgau oder Fünfeichen waren besonders in den Jahren 1945 – 48 außerordentlich schwer (vgl. 54). Die Unterbringung erfolgte in überbelegten Zellen oder Baracken, die verwahrlost und voller Ungeziefer waren, wodurch die Verbreitung von Krankheiten beschleunigt wurde. Erst ab 1948 wurde die Kleidung der Häftlinge regelmäßig gewaschen und Reinigungsmittel für die Zellen zur Verfügung gestellt. Unter der unzureichenden Beheizung hatten die Internierten vor allem in den harten Wintern 1944/45 und 1946/47 zu leiden. Neben der unzulänglichen Unterbringung zehrte auch die mangelhafte Verpflegung, die weit unter dem Existenzminimum lag, an der Gesundheit der Häftlinge. Die Lebensbedingungen in den Lagern führten oftmals zu Beginn der Inhaftierung zu Krankheiten wie Krätze, Flechten und Darmerkrankungen und nach längerer Haftdauer zu Mangelerkrankungen wie Furunkulose, Ödeme, Dystrophie und Tuberkulose, die gar nicht oder völlig unzureichend behandelt wurden. Diese Haftumstände bedingten eine hohe Sterblichkeit unter den Internierten. Die Toten wurden in Massengräbern in der Nähe der Lager durch Mithäftlinge beerdigt. Bis 1950 wurden Todesfälle weder den Angehörigen noch den deutschen Behörden bekannt gegeben. Auch die Häftlinge selbst konnten keine Informationen nach draußen geben, da während der gesamten Zeit zwischen 1945 und 1950 ein Schreibverbot bestand. Dadurch erfuhren die Inhaftierten auch nichts von ihrer eigenen Familie, und die Ungewißheit sowie die anhaltende Sorge um ihr Wohlergehen belastete sie schwer. Eine der größten psychischen Belastungen war jedoch das Nichtstun, zu dem die Häftlinge verurteilt waren. Die Mehrzahl der Inhaftierten wurde nicht zur Arbeit eingesetzt, Literatur oder Schreibmöglichkeiten waren nicht vorhanden, und jegliche Art der Beschäftigung, wie z.B. Singen, war zumindest in den ersten Jahren nach Kriegsende verboten.

Die Anzahl der Internierten in der SBZ betrug nach offiziellen sowjetischen Angaben (101) von 1945 – 1950 122.671 Männer und Frauen. 12.770 Personen wurden aus den Speziallagern in Zwangsarbeitslager, 6.680 Menschen in Kriegsgefangenenlager in die UdSSR deportiert. 42.889 Menschen überlebten die Strapazen der Haft nicht und verstarben während ihrer Inhaftierung.

Eine erste Veränderung der politischen Verfolgung in der SBZ zeichnete sich 1948 anläßlich des 100. Jahrestages der Märzrevolution von 1848 ab, in dessen Folge rund 28.000 Inhaftierte entlassen wurden. Die verbleibenden Personen wurden in den Lagern Bautzen, Buchenwald und Sachsenhausen zusammengelegt. Mit der Gründung der DDR im Jahre 1949 wurden auch diese letzten drei Lager aufgelöst.

10.518 bereits verurteilte Häftlinge wurden an das Ministerium des Innern der DDR übergeben, 3.432 Straffälle wurden zur Untersuchung an das Gericht der DDR weitergeleitet (100).

Politische Verfolgung in der DDR 1950 – 1989

Nach der Gründung der DDR signalisierte die politische Führung mit den Waldheimer Prozessen von April bis Juni 1950, in denen die noch offenen Strafangelegenheiten der ehemaligen Internierten aus den sowjetischen Speziallagern verhandelt wurden, die konsequente Verurteilung nationalsozialistischer Verbrechen. Die Beschuldigten wurden in der Regel ohne Beweismittel und Verteidigung zu sehr hohen Haftstrafen verurteilt. Oft spielte es dabei keine Rolle, ob es sich um einen schwer belasteten Nazi-Verbrecher oder um ein jugendliches HJ-Mitglied handelte. Für über die Hälfte der 3392 Verurteilten betrug das Strafmaß zwischen 15 und 25 Jahren (27). Gleichzeitig wurde mit den Waldheimer Prozessen auch ein Schlußstrich unter die Ahndung nationalsozialistischer Verbrechen gezogen. In der Folge ging die Zahl der Gerichtsprozesse gegen NS-Verbrecher stark zurück.

Die Strafverfahren gegen den bäuerlichen und gewerblichen Mittelstand mit dem Ziel der Durchsetzung der Verstaatlichungspolitik nahmen dagegen zu. Abgesehen von einem kurzen Kurswechsel 1953, bei dem zehntausende Bauern und Gewerbetreibende wieder aus der Haft entlassen wurden, hielt dieses Vorgehen bis Anfang der sechziger Jahre an. Die strafrechtliche Verfolgung traf jedoch nicht nur den Mittelstand, sondern auch Arbeiter, die sich nicht konform mit den gesellschaftlichen Ideen und Zielen zeigten. Das 1952 in Kraft getretene „Gesetz zum Schutz des Volkseigentums und anderen gesellschaftlichen Eigentums“ ahndete geringe Vergehen mit hohen Haftstrafen. So wurde z.B. für den Diebstahl eines Kilos Zement im Zeitwert von 0,25 Pfennig die Mindeststrafe von einem Jahr Zuchthaus verhängt (133). Ebenso waren in den Anfangsjahren der DDR, wenn auch in geringerem Maße, Vertreter konfessioneller Gruppen (27), jugendliche Oppositionelle (98) sowie SED-Parteiintelektuelle, die sich gegen die dogmatische, stalinistische Ausrichtung der Partei, nicht aber prinzipiell gegen den Sozialismus stellten (27), Opfer politischer Verfolgung.

Die politische Justiz in der DDR hatte somit nicht nur die Funktion, die Rechtsordnung mit Rechtsmitteln zu sichern, wie es alle politischen Systeme des 20. Jahrhunderts tun, sondern wurde auch zu einem Instrument der gesellschaftlichen Planung und Gestaltung. Die soziale Umgestaltung der Gesellschaft durch die politische Verfolgung des bäuerlichen und gewerblichen Mittelstandes war mit der Zwangskollektivierung und dem Mauerbau abgeschlossen.

Dementsprechend änderten sich die Deliktarten, die ab den sechziger Jahren zu politischen Inhaftierungen führten. Aufgrund der zunehmenden Übersiedlungen in den Westen wurde mit der Neufassung des Paßgesetzes 1957 die Republikflucht unter Strafe gestellt. Dieses Delikt machte zu Beginn der sechziger Jahre schon etwa die Hälfte der politischen Strafverfahren aus. Oppositionelle wurden besonders während der Proteste gegen den Einmarsch der Truppen des Warschauer Paktes in die Tschechoslowakei im Jahre 1968 inhaftiert.

In den siebziger Jahren begannen die Bemühungen der DDR-Staatsführung um internationale diplomatische Anerkennung, in deren Folge im November 1973 auch der UNO-Pakt über die bürgerlichen und politischen Rechte ratifiziert wurde. Nach außen schien die politische Toleranzbreite in der DDR in diesen Jahren größer geworden zu sein. Seit 1972 konnten offizielle Ausreiseanträge gestellt werden, die Strafmaße in politischen Verhandlungen fielen milder aus, besonders die Gesetze zum Strafvollzug von 1968 und 1977 brachten Verbesserungen für die Inhaftierten und garantierten mehr Rechtssicherheit als zuvor und Ende der 70iger Jahre wurde die Existenz von politischen Strafgefangenen sogar verneint. *„Seit der letzten Amnestie im Jahre 1979 gibt es bei uns keinen einzigen politischen Gefangenen mehr“*, versicherte Erich Honecker in einem Interview im Februar 1981 (zitiert nach 52).

Hinter diesen scheinbaren Verbesserungen verbargen sich jedoch nur subtilere Methoden der politischen Verfolgung und weniger öffentlichkeitswirksame Verfahren. Politisch unliebsame Personen wurden nun nicht mehr jahrelang inhaftiert, mußten aber neben häufigen und unvorhersehbaren Verhören und Gefängnisstrafen befürchten, ihren bisherigen Arbeitsplatz zu verlieren, und mit der Benachteiligung von Angehörigen rechnen; zudem waren sie einer intensiven Bespitzelung am Arbeitsplatz und zu Hause ausgesetzt (113, 114). Die neue Verfolgungspraxis verlangte einen höheren Personaleinsatz, und die Zahl der Mitarbeiter des Ministeriums für Staatssicherheit stieg von 52.000 im Jahr 1973 auf 83.000 im Jahr 1983 (61). Die Strafrechtsreform von 1979 bedeutete eine Verschärfung des Strafrechts, vor allem der Paragraphen, die Ausreisebemühungen betrafen, und erlaubte, jegliche Form von Opposition zu verurteilen. So berichtetet z.B. ein 22jähriger Klempner in seiner Anhörung für die Zentrale Erfassungsstelle Salzgitter:

„Am 12. 9. 1988 fuhr ich nach Leipzig, um dort an einem Gottesdienst teilzunehmen. Unterwegs wurde ich von der Polizei angehalten und aufgefordert, das weiße Band [als Ausdruck der Unzufriedenheit mit der Ablehnung des Ausreiseantrages; Anmerkung der Verf.] zu entfernen. Ich entfernte das Band, brachte es wenig später wieder am Auto an. An der Autobahnabfahrt nach Leipzig wurde ich wieder gestoppt. Mir wurde – wie mehreren Personen auch, die schon dort standen – die Weiterfahrt verweigert. Nach etwa vier Stunden erschien die Staatssicherheit mit kleinen Bussen und brachte uns zu einem Polizeirevier [...]. In den Vernehmungen wurde mir vorgeworfen, daß ich mich den Weisungen der Polizei widersetzt habe und durch das Anbringen des weißen Bandes meinen Ausreisewillen in die Öffentlichkeit getragen und dadurch den Staat erpreßt habe. Am Morgen des 13. 9. 1988 wurde mir wegen Verstoßes gegen § 214 StGB der Haftbefehl verkündet“ (zitiert nach 61).

Den durch den UNO-Pakt anerkannten Menschenrechten standen damit Strafgesetze gegenüber, die diese Menschenrechte einschränkten: § 99 über „Landesverräterische Nachrichtenübermittlung“, § 100 über „Landesverräterische Agententätigkeit“, § 106 über „Staatsfeindliche Hetze“, § 107 über einen „Verfassungsfeindlichen Zusammenschluß“, § 213 über den „Ungesetzlichen Grenzübertritt“, § 214 über die „Beeinträchtigung staatlicher Tätigkeit“, § 215, der Rowdy-Paragraph, § 218 über den „Zusammenschluß zur Verfolgung gesetzeswidriger Ziele“, § 219 über „Ungesetzliche Verbindungsaufnahme“ und § 220 über „Öffentliche Herabwürdigung“. Eine Verurteilung bezog sich immer auf die entsprechenden Paragraphen des Strafgesetzbuches und war in diesem Sinne nicht willkürlich. Desweiteren ist bisher nicht bekannt, daß kriminelle Strafdelikte politisch funktionalisiert wurden.

Die Zahl von Verurteilungen aufgrund von Republikflucht und Ausreisebemühungen nahm bis in die achtziger Jahre stetig zu und lag nach Angaben der zuständigen Referate im Bundesministerium für innerdeutsche Beziehungen 1982 bei 87% und 1987 sogar bei 97% (52). Daneben wurden Mitglieder „Unabhängiger Gruppen“ verfolgt, deren Anfänge in den sechziger Jahren lagen und deren Gründungen nicht prinzipiell antisozialistisch motiviert waren (Friedensbewegung, Umweltbewegung, Bürgerrechtsbewegung) (12).

Die Verhaftungs- und Verhörmethoden der DDR-Behörden zielten daraufhin, die Häftlinge zu verunsichern, zu desorientieren und einzuschüchtern.

Bei ihrer Festnahme wurden die Betroffenen bewußt im unklaren gelassen. Sie wurden zu einer Behörde vorgeladen bzw. zur „Klärung eines Sachverhaltes“ festgenommen.

In der Untersuchungshaft setzte man die Häftlinge unter psychischen Druck, um zu erreichen, daß sie Geständnisse unterschrieben. Aus Erlebnisberichten von Betroffenen läßt sich ableiten, daß von Beginn der fünfziger Jahre an bis zum Ende der DDR totale Isolation und systematischer Schlafentzug während der Untersuchungshaft eingesetzt wurden, um zu erreichen, daß die Häftlinge Geständnisse ablegten. In den ersten Jahren der DDR kamen physische Mißhandlungen hinzu, die später von den Vernehmern zumindest nicht mehr systematisch eingesetzt wurden. In den siebziger und achtziger Jahren wurden vor allem psychologische Druckmittel verwendet. In den Untersuchungsgefängnissen des MfS in Berlin-Hohenschönhausen, -Lichtenberg, -Mitte und -Pankow oder in einer der vierzehn Bezirksverwaltungen wurden die U-Häftlinge nur noch mit Nummern angesprochen. Die gut vorbereiteten und geschulten Mitarbeiter kannten durch konspirative Ermittlungen die psychischen Schwachpunkte und Empfindlichkeiten der Häftlinge, die sie dann bei den Vernehmungen gezielt einsetzten. In den Verhören wurden die Häftlinge gezielt desorientiert und getäuscht. Es wurden ihnen Prügel, psychiatrische Behandlung, der Entzug von Besuchs- und Schreiberlaubnis, die unbefristete Verlängerung der Untersuchungshaft oder die Benachteiligung von Angehörigen angedroht.

Gab es vor allem in den fünfziger Jahren Schauprozesse, so wurden seit den siebziger Jahren so gut wie keine politischen Prozesse öffentlich geführt. Die meisten Verhandlungen dauerten kürzer als einen Tag, was die Vermutung nahelegt, daß die Urteile schon vorher feststanden. Die Möglichkeiten von Rechtsanwälten, politischen Häftlingen zu helfen, wurde durch den mangelnden Zugang zu ihren Klienten, den vagen Wortlaut der DDR-Gesetze und die Geheimhaltung von Richtlinien, die „nur dem Dienstgebrauch“ dienten, beeinträchtigt.

Die Inhaftierten in den fünfziger Jahren waren mit weit härteren Haftbedingungen konfrontiert als die Strafgefangenen in den darauffolgenden Jahrzehnten. In der Zeit nach der Gründung der DDR setzte den politischen Häftlingen vor allem die mangelhafte Ernährungssituation in den Vollzugsanstalten zu. Tuberkulose und Lebererkrankungen waren in den ersten Jahren nach der Staatsgründung als typische Mangelerkrankungen keine Seltenheit. Ebenso traten Magen- und Darmkrankheiten auf. Diese Erkrankungen wurden nur unzureichend behandelt, und Strafaussetzungen wegen Haftunfähigkeit wurden nicht stattgegeben. In den sechziger Jahren waren Vitaminmangelerkrankungen sowie Herz-Kreislauf-Krankheiten stark verbreitet.

Wenn auch seit Mitte der fünfziger Jahre die Verpflegung ausreichend war, so wird das ausgeteilte Essen von den Häftlingen bis in die achtziger Jahre in qualitativer Hinsicht als unzureichend beschrieben. Ein ehemaliger politischer Strafgefangener faßt die Verpflegungssituation während seiner Inhaftierung 1983-84 folgendermaßen zusammen:

„Es mußte niemand hungern, aber das Essen ist minderwertig und teilweise auch ekelerregend. Der Vitaminmangel hat zur Folge, daß jeder Häftling mit

dem Verlust von Zähnen rechnen muß" (Strafvollzug/ Dokumentation, zitiert nach 52).

Noch in den siebziger und achtziger Jahren waren die Häftlinge in überfüllten Zellen untergebracht. Eine typische Zelle mit zwei- oder dreigeschossigen Schlafstellen teilten etwa zwölf Insassen. Individueller Raum stand nicht zur Verfügung. Der Alltag war bestimmt von umfangreichen Verboten und Schikanen; es herrschten militärische Regeln. Wärter ließen z.B. Gefangene ihre „Päckchen", das heißt ihre streng nach Vorschrift zusammengefaltete Kleidung, ohne ersichtlichen Grund immer wieder neu zusammenlegen (136).

55 Personen, die hauptsächlich in den achtziger Jahren aus politischen Gründen in der DDR inhaftiert waren und von der Abteilung für Sozialpsychiatrie der FU Berlin (113) befragt wurden, berichteten davon, daß die Zellen selbst ständig überwacht oder durchsucht werden konnten. Nachts wurde häufig das Licht angelassen, oder es wurde in Abständen an- und ausgeschaltet. Dabei wurde auch die vorgeschriebene Schlafposition – Gesicht unbedeckt nach oben – überprüft. Ohne Ankündigung wurden die Gefangenen, z.T. sehr oft, in andere Zellen oder andere Gefängnisse verlegt. Niemand wußte, wann er genau mit der Entlassung rechnen konnte. Ein gut organisiertes Spitzelsystem durch Mitgefangene, die im Auftrag des Staatssicherheitsdienstes arbeiteten, schuf ein Klima der Angst und des Mißtrauens zwischen den Gefangenen. Kontakt zu Angehörigen außerhalb des Gefängnisses war nur sehr eingeschränkt oder gar nicht möglich. 20% der ehemaligen Inhaftierten berichteten über die Anwendung physischer Gewalt, zumeist in Form von Schlägen, zu ernsthaften Verletzungen sei es jedoch nicht gekommen. Zwei Befragte sprachen über ihre Befürchtung, beim Duschen vergast zu werden. Diese ehemaligen Inhaftierten waren mit anderen Insassen mehrmals unbekleidet in einen fensterlosen Duschraum gesperrt worden, wodurch sie sich unmittelbar an die Tötungspraxis des Dritten Reichs erinnert fühlten. Die Haftbedingungen waren jedoch in den verschiedenen Gefängnissen sehr unterschiedlich und in den Strafanstalten des MfS in der Regel besonders restriktiv.

Ab Mitte der fünfziger Jahre bestanden Arbeitsmöglichkeiten für die Häftlinge. Hilfsfunktionen innerhalb des Strafvollzugs und Aufsichtsposten in der Produktion blieben jedoch durchgehend den kriminellen Straftätern vorbehalten, während nach Aussagen der Betroffenen die politischen Inhaftierten die besonders schweren Arbeiten zugewiesen bekamen (vgl. 52). Die Arbeitsleistungen, die nur schlecht entlohnt wurden (vgl. 46), waren fortan Beurteilungsmaßstab für die Führung der Häftlinge.

Zur Bestrafung, etwa nach Arbeitsverweigerung, konnten Gefangene bis zu 3 Wochen in Strafzellen verlegt werden. Solche Zellen befanden sich in der Regel im Untergeschoß, 4 x 4 Meter groß, häufig durch Gitter geteilt und ohne direkten Zugang zur Toilette. Diese Zellen waren unbeheizt. So berichtet ein politischer Häftling aus der Strafvollzugseinrichtung Cottbus, der beschuldigt wurde, am 17.12.81 einen Hungerstreik unter den Gefangenen initiiert zu haben:

„Ich wurde in die Arrestzelle verbracht. Die Zelle war kalt, das Fenster weit geöffnet, es herrschten Außentemperaturen um minus 12 bis 15 Grad; die Zelle

war völlig ausgekühlt .... Ich wurde völlig entkeidet, erhielt nur eine Decke" (Dr. Wilhelm Koch in der Anhörung vom 2. Juni 1985 über Menschenrechtsverletzungen in den Gefängnissen der DDR vor dem Ausschuß für die Beziehungen mit den Europäischen Nichtmitgliedstaaten der Parlamentarischen Versammlung des Europarates, zitiert nach 52).

Von 1.100 politischen Häftlingen, die in der ersten Hälfte des Jahres 1985 freigelassen wurden und in die BRD ausreisen konnten, haben 332 auf Bitten der bundesrepublikanischen Behörden einen Fragebogen ausgefüllt. 34 von ihnen beklagten sich darüber, daß sie von Gefängnisbeamten geschlagen worden seien. Die meistgenannten Mißhandlungsmethoden waren Schläge von Wärtern und Vernehmungsbeamten, das Anketten an Betten in speziellen Strafzellen und verlängerte Einzelhaft.

Versucht man das Ausmaß der politischen Verfolgung zahlenmäßig zu erfassen, stößt man schnell auf Grenzen. Vollständige Statistiken zur politischen Strafjustiz wurden von der DDR nicht veröffentlicht, und Deliktgruppen, also auch politische Delikte, wurden lediglich in einigen internen Berichten und nur bis Mitte der sechziger Jahre hervorgehoben. Daher können die verschiedenen Quellen, die sich zudem auf unterschiedliche Zeiträume beziehen, nur ein unvollständiges Bild des quantitativen Ausmaßes der Verfolgung vermitteln.

In den Anfangsjahren der DDR entwickelte sich die Anzahl der politischen Häftlinge rückläufig. Ursächlich dafür waren normale Entlassungen politischer Straftäter, die ihr Strafmaß verbüßt hatten, ein Rückgang der politischen Verurteilungen sowie eine Reihe von Amnestien, in deren Folge von 1950 – 1968 rund 25.000 politische Strafgefangene entlassen wurden (54). Statistiken der DDR mit ausgewiesenen Deliktgruppen zeigen, daß die Anzahl der Strafgefangenen, die wegen Staatsverbrechen verurteilt waren, von 14.000 Gefangenen (unter denen 7.309 neu Verurteilte waren) im Jahr 1954 auf 2.528 im Jahr 1964 gesunken war (133). Setzt man diese Angaben ins Verhältnis zu den Gesamtgefangenenzahlen dieser Jahre, so ergibt sich ein Anteil von 25 – 33 % politischen Inhaftierten (103). Dabei handelt es sich jedoch nur um einen Teil der politischen Häftlinge, wenn man die anfangs zitierte Definition des Bundesverfassungsgerichtes zugrunde legt. Die von amtlicher Seite genannten Häftlingszahlen beinhalten nicht die Personen, die wegen Republikflucht, böswilliger Nichterfüllung des Ablieferungszolls, Vergehen gegen die Wirtschaftsordnung und gegen den Schutz des Volkseigentums sowie aufgrund der „Verordnung über die Aufenthaltsbestimmung vom August 1961" zu Zuchthaus oder Arbeitslager verurteilt wurden. Auch die in westdeutschen Archiven erfaßten politischen Verurteilungen aus den ersten beiden Jahrzehnten nach Gründung der DDR sind unvollständig. Lediglich 3.882 von 7.309 Urteilen des Jahres 1954, die von der DDR unter Staatsverbrechen aufgeführt wurden, sind dokumentiert. Dies macht deutlich, daß die in Westdeutschland registrierte Gesamtzahl von 45.615 politischen Verurteilten in den Jahren 1950 – 1968 (54) nur einen Bruchteil der tatsächlichen Inhaftierungen widergibt.

Über das Ausmaß der politischen Verfolgung ab Mitte der sechziger Jahre sind noch weniger systematische Daten vorhanden. Von 1964 – 1989 wurden

31.775 Gefangene durch das bis heute umstrittene Arrangement in der deutsch-deutschen Politik von der BRD „freigekauft" (116). Aber auch diese Zahl spiegelt die politische Justiz in der DDR nur unzureichend wider. Allein zwischen 1979 und 1988 wurden 17.802 Haftstrafen wegen ungesetzlichen Verlassens der DDR ausgesprochen (133). Punktuelle Schätzungen in den achtziger Jahren liegen bei 3.000 bis 7.000 politischen Häftlingen im Jahre 1981 und 2.000 – 2.300 aus politischen Gründen Inhaftierten im Jahre 1987 (amnesty international, zitiert nach 52).

Im Bundesarchiv ist die zentrale Haftkartei des Ministeriums des Innern mit 700.000 Gefangenen-Karteien der Jahrgänge 1950 - 1990 archiviert, die den westdeutschen Behörden nach der politischen Wende übergeben wurde. In dieser Kartei sind jedoch keine Häftlinge aus den Vollzugseinrichtungen des Ministeriums für Staatssicherheit erfaßt[2]. Weiterhin wird in dieser Dokumentation nicht zwischen kriminellen und politischen Straftätern unterschieden. Nimmt man aber trotz ihrer Unvollständigkeit diese Zahl als Grundlage für weitere Berechnungen und geht von dem oben genannten Anteil von 25 – 33% politischen Häftlingen aus, so ergibt sich die Zahl von 175.000 – 231.000 politischen Inhaftierten während der 40jährigen DDR-Geschichte. Diese Schätzwerte stimmen mit denen des Bundesministeriums der Justiz überein, das von 180.000 politischen Häftlingen ohne die Lager-Internierten der ersten Nachkriegsjahre ausgeht (27). Eine Gefangenenrate, die zwei- bis dreimal höher liegt als die der Bundesrepublik, bei gleichzeitig niedrigerer Kriminalitätsrate (vgl. 103), stützt diese Schätzungen.

Die Angaben machen deutlich, daß die Zahl derer, die Unrecht durch das politische System der DDR erlitten haben, groß ist. Es sollte ihnen nicht erneut Unrecht zugefügt werden, indem ihnen angemessene medizinische und psychologische Hilfe sowie Entschädigungen vorenthalten werden.

---

[2] Schreiben der Berliner Senatsverwaltung für Justiz vom 21. Juni 1995

3 Die Rolle der Psychiatrie bei politischer Haft in der DDR

Sonja Süss

Der folgende Beitrag basiert auf Studien, zu denen die Autorin seit dem Frühjahr 1993 in der Forschungsabteilung der „Gauck-Behörde" Gelegenheit hatte. Während der vergangenen zwei Jahre hat sie einige hundert Akten des früheren DDR-Staatssicherheitsdienstes ausgewertet, wobei ihre Untersuchungen gezielt auf das Gesundheitswesen und insbesondere auf das psychiatrische Fachgebiet gerichtet waren. Ausgehend von ihren Recherchen plädiert sie für eine differenzierte Sichtweise: ein Generalverdacht gegenüber den in der DDR forenisch tätig gewesenen Psychiatern ist genauso unangebracht wie pauschales Vertrauen. Zwei Beispiele illustrieren, wie unterschiedlich Psychiater in der DDR forensische Aufgaben gegenüber politischen Häftlingen wahrgenommen haben. Anschließend wird die institutionelle Entwicklung der DDR-Haft-Psychiatrie skizziert und aufgezeigt, in welcher Weise Ärzte als inoffizielle und offizielle Mitarbeiter mit dem Staatssicherheitsdienst kooperiert haben.

Beispielhafte Unterschiedlichkeit

Verhaftete wurden in der DDR – wie in anderen Ländern – im wesentlichen aus zwei Gründen mit einem Psychiater konfrontiert: entweder anläßlich einer forensisch-psychiatrischen Begutachtung auf strafrechtliche Zurechnungsfähigkeit oder infolge einer psychischen Erkrankung bzw. Störung, z.B. in Form eines „Haftkollers" oder einer Haftpsychose. Eine grundsätzliche Feststellung ist zunächst für die gesamte Psychiatrie der DDR zu treffen: Es gab keinen politischen Mißbrauch der Psychiatrie nach sowjetischem Modell, d.h. es gab in der DDR keine Zwangs-Psychiatrisierungen von psychisch gesunden Dissidenten[1].

Unabhängig davon konnte eine psychiatrische Begutachtungs- oder Behandlungssituation für einen aus politischen Gründen Inhaftierten eher

1 Besonders in den siebziger und achtziger Jahren wurde international bekannt, daß im Moskauer Serbski-Institut nicht geisteskranke Dissidenten von forensisch-psychiatrischen Gutachtern als psychisch krank diagnostiziert (Diagnosen lauteten z. B. „Reformwahn", „schleichende Schizophrenie" u. ä.) und einer psychiatrischen Zwangsbehandlung zugeführt wurden. Die sowjetischen Psychiater wurden deshalb von der internationalen Fachwelt hart kritisiert und kamen 1983 ihrem Ausschluß aus dem Weltverband für Psychiatrie zuvor, indem sie selbst austraten.

beschützend oder aber besonders unangenehm und zusätzlich verunsichernd ausfallen. Beide Möglichkeiten sollen durch Beispiele illustriert werden.

Das erste Beispiel beruht auf Veröffentlichungen[2] und eigenen Erzählungen[3] des Schriftstellers Siegmar F. über die Geschichte seiner politischen Verfolgung in der DDR, die schon lange vor seiner ersten Verhaftung im Jahre 1971 begann. Siegmar F. war bereits zweimal wegen der Veröffentlichung gesellschaftskritischer Gedichte exmatrikuliert worden: einmal 1966, nachdem er zwei Semester Kunsterziehung und Geschichte an der Karl-Marx-Universität Leipzig studiert hatte, und zum zweiten Mal 1968, nachdem er sich ein Jahr lang „in der Produktion bewährt" und acht Monate am Institut für Literatur „J. R. Becher" in Leipzig studiert hatte. Von 1968 an war Siegmar F. vom Ministerium für Staatssicherheit (MfS) in einem „Operativen Vorgang" unter dem Decknamen „Literat" bearbeitet worden, wozu nicht nur eine sehr weitgehende Bespitzelung gehörte, sondern auch Ankündigungen wie die folgende aus dem Jahre 1970:

„Hinsichtlich der Liquidierung des OpV [Operativen Vorgangs] wird vorgeschlagen, durch Einsatz gesellschaftlicher Kräfte die Person des F. zu zerschlagen, ihn von jeder literarischen Tätigkeit auszuschließen und seine Einflußmöglichkeiten durch Bindung an ein festes Arbeitskollektiv einzuengen."[4]

Ende November 1971 wurde Siegmar F. unter der Anschuldigung der „staatsfeindlichen Hetze" verhaftet, weil er sich und seine damaligen Freunde einem westdeutschen Verlag als Underground-Autoren angeboten hatte. Siegmar F. saß fast zwei Jahre lang in der Untersuchungshaftanstalt des MfS in Leipzig und litt unter den in diesen Anstalten üblich gewesenen schikanösen Bedingungen: Er wurde immer wieder, insgesamt fünf Monate lang, in Einzelhaft isoliert. Wenn er mit einem anderen Mann zusammen in eine Zelle gesperrt wurde, mußte er befürchten, daß dieser ein Spitzel sein könnte. Er wurde zu den unterschiedlichsten Zeiten zu Verhören geholt, die oft sehr belastend waren und viele Stunden dauerten. Er hatte wochenlang keinen Kontakt zur Außenwelt und war äußerst verunsichert darüber, wie lange er in diesem Zustand festgehalten und zu welcher Strafe er irgendwann verurteilt werden würde. Zweimal wurde er sogar körperlich mißhandelt. Siegmar F. versuchte sich immer wieder, mit Briefen an den Staatsanwalt über die Rechtsbrüche, z.B. seine wiederholte wochenlange Isolation, zu beschweren. Die Ermittler hingegen beklagten sich über den unbotmäßigen Häftling:

---

[2] Vgl. z. B. Anne-Sophie Nold: Widerstand mit allen Konsequenzen, In: Horch und Guck, Historisch-literarische Zeitschrift des Bürgerkomitees „15. Januar" e. V., 3 (1994), H. 13, S. 17–30.

[3] Gespräch mit Siegmar F. am 26. Januar 1995 in Berlin.

[4] Aus dem OV „Literat" der Bezirksverwaltung (BV) Leipzig des MfS, zitiert nach Anne-Sophie Nold: Widerstand, S. 19.

„Während der bisherigen Untersuchungshaft zeigte sich der Beschuldigte in erheblichem Maße auffällig. Er negierte nicht schlechthin die Anstaltsordnung, sondern griff das gegen ihn laufende Ermittlungsverfahren als Ganzes an. Das ging soweit, daß er mit körperlicher Gewalt zur Vernehmung durch den Staatsanwalt geführt werden mußte und in einer Vielzahl von Briefen überaus querulatorisch anmutende Forderungen aufstellte."[5]

Schließlich wurde Siegmar F. Ende Juni 1972, d.h. sieben Monate nach seiner Verhaftung, zur Begutachtung in das Haftkrankenhaus für Psychiatrie in Waldheim geschickt. Die sieben Wochen, die er dort zur psychiatrischen Beobachtung verbrachte, empfand Siegmar F. als eine Art Erholungsurlaub von den finsteren und immer gleichen Zumutungen monatelanger Untersuchungshaft. Der leitende Psychiater, Dr. Manfred O., zeigte in Gesprächen relativ viel Verständnis für die schwierige Situation des Häftlings und sorgte für eine faire Behandlung: Siegmar F. brauchte sich nicht unbedingt an der Arbeitstherapie zu beteiligen, konnte sich ganz nach eigenem Belieben in sein Bett zurückziehen, schreiben oder zeichnen. Das Gutachten fiel zwar in seinen Charakterisierungen des „unverstandenen Dichters" wenig freundlich, in der entscheidenden Aussage jedoch korrekt aus – Siegmar F. wäre psychisch weder krank noch krankheitswertig gestört und demzufolge für seine Handlungen strafrechtlich voll verantwortlich. Ausdrücklich wurde darauf hingewiesen, daß zwar eine „massive ideologische Fehlhaltung" vorliege, diese aber auf keinen Fall verwechselt oder in Zusammenhang gebracht werden dürfte mit einer psychischen Krankheit. Diese, auch in anderen psychiatrischen Gutachten von Dr. O. über Häftlinge mit politischen Delikten zu findende, explizite Mahnung weist auf eine bewußte Abgrenzung von der eingangs erwähnten, politisch mißbräuchlichen Psychiatrie-Begutachtungspraxis des Moskauer Serbski-Institutes hin[6].

Siegmar F. wurde im Oktober 1972 im Rahmen einer Amnestie anläßlich des 23. Jahrestages der DDR aus der Leipziger Untersuchungshaftanstalt des MfS entlassen, ohne überhaupt vor Gericht gestellt worden zu sein. Die Geschichte seiner politischen Verfolgung mit Verleumdungen, Zwangsarbeit, erneuter Verhaftung, halbjähriger Einzelhaft in der Untersuchungshaftanstalt des MfS in Dresden usw. war damit noch lange nicht zu Ende, das Beispiel für eine unter den geschilderten Umständen positive Psychiatrie-Erfahrung soll jedoch damit abgeschlossen sein.

Eher negative Erfahrungen werden hingegen von ehemaligen politischen Häftlingen über die psychiatrische Behandlungspraxis im Haftkrankenhaus des MfS in Berlin-Hohenschönhausen berichtet. Wiederum soll das Beispiel

[5] Aus dem Untersuchungsvorgang der Bezirksverwaltung Leipzig des MfS, zitiert nach Anne-Sophie Nold: Widerstand, S. 20.

[6] Diese bewußte Abgrenzung wurde mir von Prof. O. in einem Gespräch im Frühjahr 1995 in Berlin bestätigt. Er habe sich darüber sogar mit einem Exponenten des sowjetischen Psychiatrie-Mißbrauchs, Prof. Georgij Morosow, bei dessen Besuch in der DDR heftig gestritten, als dieser unter anderem auch die Sinnhaftigkeit der „verminderten Zurechnungsfähigkeit" im deutschen Strafrecht angriff.

eines Betroffenen, das bereits an anderer Stelle veröffentlicht wurde, das Geschehene illustrieren[7].

Der frühere Mitarbeiter des DDR-Rundfunks Gerd H. war 1983 verhaftet worden, weil er Kontakt zu westlichen Medienvertretern in der DDR aufgenommen hatte. Im Untersuchungsgefängnis des MfS in Berlin-Pankow wurde der damals 25jährige isoliert, gedemütigt und wiederholt zusammengeschlagen. In dieser Belastungssituation dekompensierte er psychisch und wurde in das Krankenhaus des MfS nach Hohenschönhausen gebracht. Dort sah er sich mit einem Mann im weißen Kittel konfrontiert, der sich nicht vorstellte, aber dem völlig Erschöpften Hilfe anbot: Er sei hier, um zur Ruhe zu kommen. Gerd H. ließ sich auf lange Gespräche mit dem Arzt ein und gab dabei manches preis, was er bei den Vernehmungen nicht gesagt hatte. Er erhielt während seines dreiwöchigen Aufenthaltes im Haftkrankenhaus und auch danach noch im Untersuchungsgefängnis täglich Psychopharmaka, fühlte sich wie betäubt und immer weniger in der Lage sich abzugrenzen. Auch schien es ihm, als würden ihm in den Verhören nach seiner Rückkehr aus dem Haftkrankenhaus die Informationen vorgehalten, die er zuvor nur dem Arzt im vertraulichen Gespräch mitgeteilt hatte. Am Ende gab er alles zu: Daß er Kontakte zum damaligen Ost-Berliner ARD-Korrespondenten Peter Merseburger gehabt und an Westsender geschrieben habe. Daraufhin wurde der junge Mann am 6. Februar 1984 wegen „landesverräterischer Nachrichtenübermittlung" und „Agententätigkeit" zu einem Jahr und zehn Monaten Haft verurteilt. Erst 1994 erfuhr Gerd H. anläßlich seiner nun möglich gewordenen Einsichtnahme in die über ihn angelegten Unterlagen des MfS in der „Gauck-Behörde", daß der Arzt, mit dem er im Haftkrankenhaus gesprochen hatte, Dr. B. hieß, daß dieser einen Bericht über ihn für die MfS-Hauptabteilung IX[8] geschrieben und neben einer allgemeinen psychischen Einschätzung des Patienten auch vertrauliche Äußerungen an die Vernehmer weitergegeben hatte: Der Häftling habe offenbart, daß er „an den Rias geschrieben" und bei den Vernehmungen „aus Angst gelogen" habe. Darüber hinaus hatte der Arzt die pazifistischen Ansichten seines Patienten, seine Haltung zur Armee und seine Forderung nach Reisefreiheit für die Vernehmungsabteilung des MfS dokumentiert. Tatsächlich waren diese Angaben zum Schlüssel für weitere Verhöre geworden. Diese Gewißheit zumindest konnte der selbst in seinen Erinnerungen an die damaligen Vorgänge stark verunsicherte Gerd H. mehr als zehn Jahre später aus der Einsichtnahme in seine Stasi-Akten gewinnen.

Soweit zum zweiten Beispiel, das dem ersten in bezug auf die Rolle des Haft-Psychiaters konträr entgegengesetzt ist. Siegmar F. sagte, die Wochen in

7 Renate Oschlies: Verräter im weißen Kittel, STERN Heft 3 vom 23. 3. 1995, S. 232 ff. – Die journalistischen Angaben sind zutreffend. Sie beruhen auf Interviews und gründlichen Recherchen, die anhand der MfS-Akten (BStU, ZA, MfS AOP 4041/87 Bd. 4) von mir gegengeprüft wurden.

8 Die Hauptabteilung IX des MfS bzw. die Abteilungen IX der Bezirksverwaltungen hatten die Aufgaben und Befugnisse eines staatlichen Untersuchungsorgans in der DDR, sie waren zuständig für die Vernehmungen u.a. Maßnahmen zur Aufklärung politischer Straftaten im Rahmen von Ermittlungsverfahren des MfS.

Waldheim 1972 seien eine angenehme Unterbrechung der sich scheinbar endlos hinziehenden Untersuchungshaft gewesen. Gerd H. hingegen meinte, er habe sich nie so ausgeliefert gefühlt wie gegenüber dem Psychiater im MfS-Haftkrankenhaus Berlin-Hohenschönhausen.

Solche und andere Unterschiede wurden in den bisherigen Veröffentlichungen zum Thema wenig berücksichtigt. Die Länder Mittel- und Ost- bzw. Südosteuropas, die bis 1989 unter sowjetischer Vorherrschaft standen, werden oft immer noch als ein monolithischer „Ostblock" gesehen. Wichtige Differenzen wie die zwischen der sowjetischen Praxis des politischen Psychiatriemißbrauchs und dem Fehlen eines Phänomens dieser Ausprägung in einigen anderen Staaten des Warschauer Paktes einschließlich der DDR werden häufig ebensowenig zur Kenntnis genommen, wie die Unterschiede zwischen einzelnen forensisch-psychiatrischen Institutionen und Gutachtern innerhalb der DDR. Ohne jedoch die differenzierte Wirklichkeit wahrzunehmen, dürfte eine adäquate Einordnung der z.T. widersprüchlichen Erfahrungsberichte von früher forensisch-psychiatrisch begutachteten oder behandelten politischen Häftlingen aus der DDR nicht gelingen. Auch gegenüber den forensisch-psychiatrisch tätigen Kollegen aus der DDR wäre ein Generalverdacht genauso unangebracht wie ein ungeprüft pauschales Vertrauen. Um einige Anhaltspunkte für eine realistische Einschätzung der forensischen Psychiatrie in der DDR zu geben, sollen im folgenden einige Erkenntnisse dazu dargestellt werden.

Zur institutionellen Struktur der DDR-Haft-Psychiatrie

Im Unterschied zum Krankenhaus des MfS in Berlin-Hohenschönhausen unterstand das „Zentrale Haftkrankenhaus für Psychiatrie" in Waldheim als Teil der dortigen Strafvollzugsanstalt dem Ministerium des Innern (MdI) der DDR. Bei der im April 1990 von einer westlichen Illustrierten als angebliche „Stasi-Folterklinik" beschuldigten Psychiatrie in Waldheim[9] handelte es sich um eine andere psychiatrische Einrichtung mit überwiegend forensischem Profil, die dem Ministerium für Gesundheitswesen unterstellt und dem benachbarten psychiatrischen Großkrankenhaus Hochweitzschen angegliedert war. Das „Zentrale Haftkrankenhaus für Psychiatrie" Waldheim hingegen war bis 1974 das einzige psychiatrische Krankenhaus für alle Haftanstalten der DDR, dessen Entstehung und dessen humanes Binnenklima dem persönlichen Engagement von Professor Manfred O. zu verdanken war. Die seit Mitte der sechziger Jahre bis 1973 im „Zentralen Haftkrankenhaus für Psychiatrie" Waldheim über Verhaftete und Strafgefangene – einschließlich aus politischen Gründen Inhaftierten – erstellten forensisch-psychiatrischen

9 STERN Heft 18 vom 26.4.1990, S. 26 ff. – Die Beschuldigungen wurden noch im Laufe des Jahres 1990 von zwei unabhängigen Untersuchungsgremien als eine Mischung aus falschen Behauptungen, journalistischen Übertreibungen tatsächlicher Mißstände und der Wiedergabe einiger betrüblicher Tatsachen eingeordnet.

Gutachten liegen im Archiv der heutigen Waldheimer Justizvollzugsanstalt vor. Eine systematische Durchsicht dieser Gutachten durch die „Kommission zur Untersuchung von Mißbrauch der Psychiatrie im sächsischen Gebiet der ehemaligen DDR“[10] hat ergeben, daß sie psychiatrisch auf einem hohen fachlichen Niveau abgefaßt worden sind, ohne politisches (Fehl-) Verhalten psychopathologisch zu beurteilen.[11] Diese Aussage stimmt mit den Erlebnisberichten Siegmar F.s und anderer Inhaftierter, die das „Zentrale Haftkrankenhaus für Psychiatrie“ Waldheim durchlaufen haben, überein.

Eine entscheidende Umstrukturierung in Sachen Haftpsychiatrie in der DDR erfolgte 1974. In diesem Jahr wurde Dr. O. als Professor an die Humboldt-Universität nach Berlin berufen. Das von ihm aufgebaute psychiatrische Haftkrankenhaus wurde in die „Spezielle Strafvollzugsabteilung Waldheim“ umfunktioniert. Diese sollte hinfort ausschließlich der Unterbringung psychisch abnormer Straftäter dienen, deren Anzahl und deren den Regelvollzug störendes Verhalten sich als ein zunehmendes Problem herauskristallisiert hatte. Die Entscheidung war durch die zentrale „Verwaltung des Strafvollzugs“ im MdI der DDR erfolgt, obwohl Dr. O. und seine ärztlichen Mitarbeiter nach einer Besichtigung des Haftkankenhauses Leipzig-Kleinmeusdorf, das nun als psychiatrisches Haftkrankenhaus vorgesehen war, dieses aus baulichen Gründen und wegen der trostlosen Umgebung als völlig ungeeignet für die Unterbringung psychisch behandlungsbedürftiger Häftlinge erklärt hatten. Die bis 1974 im Waldheimer Haftkrankenhaus stationär neuropsychiatrisch betreuten Patienten mußten verlegt und die neuropsychiatrische Betreuungsaufgabe für alle Haftanstalten der DDR von Waldheim an das Haftkrankenhaus Leipzig-Kleinmeusdorf abgegeben werden, in dem zu diesem Zweck 1974 eine Psychiatrisch/Neurologische Abteilung eingerichtet wurde.[12]

Obwohl das Haftkrankenhaus Leipzig-Kleinmeusdorf der Deutschen Volkspolizei, d.h. letztlich dem MdI unterstellt war, gab es z.B. für die psychiatrische Begutachtung von Inhaftierten des MfS Sonderregelungen:

„Verfahrensregeln bei Einweisungen Inhaftierter zur stationären forensisch-psychiatrischen Begutachtung in das Haftkrankenhaus Leipzig [...] Diese Einweisung erfolgt nicht über die Strafvollzugsstelle des Haftkrankenhauses Leipzig, sondern direkt zur Station 12 (forensisch-psychiatrische Station), die die Aufgaben der Vollzugsgeschäftsstelle eigenständig erfüllt. Im Interesse der Wah-

[10] Diese Kommission arbeitet seit 1993 im Auftrag des Sächsischen Staatsministeriums für Soziales, Gesundheit und Familie mit juristischen und psychiatrischen Sachverständigen überwiegend aus dem südwestdeutschen Raum.

[11] Mündliche Mitteilung des Vorsitzenden der Dresdner Kommission, Herrn Staatsanwalt a.D. Uhlig aus Hechingen 1995 in Berlin.

[12] Vergl. Arbeitsgruppe Sachsen im Auftrage der Vereinigung der Leiter der Einrichtungen des Strafvollzuges der DDR e.V. (Hrsg.): „Gesundheitsfürsorge im Strafvollzug“, Radebeul 1990, 45 S., hier S. 13 und S. 39.

rung der Geheimhaltung ist bei diesen Einweisungen und Rückverlegungen Inhaftierter in und vom Haftkrankenhaus Leipzig wie folgt zu verfahren: [...]"[13]

Dem folgte eine Erklärung darüber, wie mit Hilfe von zwei verschiedenen schriftlichen Dienstaufträgen die Torwache des Haftkrankenhauses Leipzig passiert werden konnte, ohne den Namen des Inhaftierten preiszugeben, und ohne daß gleichzeitig der Oberarzt der psychiatrischen Station ein Dokument zur Identitätskontrolle erhalten würde.

Diese Geheimniskrämerei weckt Assoziationen zu den geheimdienstlichen Desorientierungstaktiken, von denen Häftlinge des MfS wie Gerd H. in besonderer Weise betroffen waren. Der Chefarzt der „Psychiatrisch-Neurologischen Klinik" des Haftkrankenhauses Leipzig-Kleinmeusdorf war inoffizieller Mitarbeiter des MfS. Unter dem Decknamen „Georg Husfeld" berichtete er als inoffizieller Mitarbeiter in einer Schlüsselposition (IME) von 1976 bis 1989 seinen Führungsoffizieren in erster Linie Interna aus dem Haftkrankenhaus. Die 1976 bei seiner Werbung anvisierte „Einsatzrichtung: operative Sicherung medizinischen Personals im HKH [Haftkrankenhaus]" wurde im wesentlichen beibehalten – IME „Georg Husfeld" berichtete vorwiegend über seine ärztlichen Kollegen bzw. über Krankenschwestern und andere Angestellte des MdI. Vereinzelt kam es allerdings auch zu Berichten, die Patienten (Häftlinge) betrafen.[14]

Inoffizielle Mitarbeiter des MfS im Gesundheitswesen

Um dem mit der DDR und speziell mit dem Stasi-Thema nicht vertrauten Leser die Einordnung der oben getroffenen Aussagen zu ermöglichen, werden im folgenden die Häufigkeit und Zielrichtung der Werbung von inoffiziellen Mitarbeitern (IM) des MfS im Bereich des Gesundheitswesens der DDR dargestellt. Anfang und verstärkt Mitte der siebziger Jahre versuchte das MfS inoffizielle Mitarbeiter in bestimmten „Schwerpunktbereichen" der Gesellschaft zu werben. Zu diesen Überwachungsschwerpunkten gehörte auch das Gesundheitswesen, weil „die medizinische Intelligenz", wie die Ärzteschaft in der DDR genannt wurde, und in etwas geringerem Maße auch andere Berufstätige in der Medizin, als „Zielgruppen des Gegners" wahrgenommen wurden: Der Staatssicherheitsdienst vermutete hinter den besonders hohen Zahlen legal oder illegal in den Westen abwandernder medizinischer Fachkräfte gezielte Abwerbungsaktivitäten des „Klassenfeindes", um die gesundheitliche Versorgung und damit das soziale System der DDR zu destabilisieren. Aus diesem Grunde sollte möglichst in jedem Krankenhaus, in jeder Poliklinik usw. mindestens ein

[13] „Gemeinsame Festlegungen der Leiter des Zentralen Medizinischen Dienstes, der Hauptabteilung IX und der Abteilung XIV zur Sicherstellung des Gesundheitsschutzes und der medizinischen Betreuung Verhafteter und Strafgefangener in den Untersuchungshaftanstalten des Ministeriums für Staatssicherheit", MfS VVS Nr. 1502/77 vom 10. Mai 1977, 33, S. und 4 Anlagen, hier S. 17.

[14] Vgl. IM-Akte, BStU, ASt Leipzig, Reg.-Nr. XIII 152/76.

IM geworben werden, der die Sicherheitsorgane über Westwärtsstrebungen von Medizinern informieren konnte. Tatsächlich plazierte das MfS bis Ende der siebziger Jahre in fast jeder Gesundheitseinrichtung der DDR wenigstens einen IM und wirklich berichteten alle diese IM in mehr oder weniger denunziatorischer Weise über ihre Kollegen, Mitarbeiter und Vorgesetzten. Nicht immer, aber auch nicht selten kam es im Verlauf solchen jahrelangen inoffiziellen Zusammenarbeitens von Ärzten mit MfS-Offizieren auch zu Verletzungen der ärztlichen Schweigepflicht, d.h. die IM-Ärzte wurden nach Patienten oder Patientendaten befragt und gaben dem MfS die verlangten Auskünfte, mitunter sogar schriftliche Krankenunterlagen, Epikrisen oder andere Dokumente. Dazu muß für Außenstehende betont werden, daß die ärztliche Schweigepflicht in der DDR eine allgemein respektierte Berufspflicht war, deren Verletzung gemäß § 136 StGB unter Strafe stand. Auch gegenüber staatlichen Stellen, der Polizei oder anderen Sicherheitsorganen hielt sich die große Mehrheit der Ärzte an ihre Pflicht zur Verschwiegenheit. Lediglich eine kleine Minderheit der Mitarbeiter des DDR-Gesundheitswesens ließ sich auf eine inoffizielle Zusammenarbeit mit dem MfS ein, und wiederum nicht alle von diesen verletzten im Rahmen ihrer IM-Tätigkeit die ärztliche Schweigepflicht.

Allerdings schien das bei Psychiatern häufiger der Fall gewesen zu sein als bei Ärzten anderer Fachrichtungen,[15] was leicht mit den Eigenarten ihres Patientenkreises zu erklären ist: Psychisch Kranke werden naturgemäß eher als unberechenbares Sicherheitsrisiko betrachtet als körperlich Kranke. Ein zusätzliches Sicherheitsrisiko wird – überall auf der Welt – bei psychisch kranken Straftätern und zivilrechtlich zwangseingewiesenen Patienten der Psychiatrie gesehen. Aus diesem Grunde interessierte sich der Staatssicherheitsdienst der DDR besonders für den forensischen Bereich der Psychiatrie.

Im zivilen Gesundheitswesen der DDR lag der IM-Anteil innerhalb von zwei Gruppen deutlich höher als in der übrigen Ärzteschaft: zum einen in der Gruppe der leitenden Ärzte und zum anderen in der Gruppe der forensisch tätigen Psychiater. Letztere erhielten vom MfS einen gezielt auf Patienten gerichteten Auftrag häufig schon zu Beginn einer IM-Tätigkeit, z.B.:

„Der Kandidat zur Werbung als GMS [Gesellschaftlicher Mitarbeiter Sicherheit] ist im [...] als Chefarzt der [...] psychiatrischen Abteilung tätig. Aufgrund seiner beruflichen Stellung hat er einen guten Kontakt zu [...] den Ärzten [...] der Einrichtung. Er hat so [...] die Möglichkeit der Einflußnahme in unserem Sinne und der Information über uns interessierende Fragen. [...] Zum anderen besteht [...] die Möglichkeit der ärztlichen Begutachtung über operativ interessierende Personen durch den Kandidaten."[16]

---

[15] Die Angaben beruhen auf meiner systematischen Auswertung der IM-Akten des MfS von 104 Ärzten (davon 67 Fachärzten für Neurologie und Psychiatrie sowie 37 Ärzten anderer Fachrichtungen), 11 Krankenpflegern, 8 Krankenschwestern, 3 Arztsekretärinnen und 12 anderen Angestellten des DDR-Gesundheitswesens.

[16] Aus dem Vorschlag einer Kreisdienststelle zur Zusammenarbeit mit einem Kandidaten als GMS vom 18.6.1975, BStU, ASt Erfurt, Reg.-Nr. IX 684/80, Bl. 48–49.

Manchmal gab es jedoch gerade bei forensisch-psychiatrisch tätigen IM Kollisionen zwischen den verschiedenen vom MfS gestellten Aufgaben, wie im folgenden Beispiel, bei dem ein IM auf Grund seiner vertragsärztlichen Tätigkeit als forensisch-psychiatrischer Gutachter einer Bezirksverwaltung des MfS nicht mehr geeignet war, seine Kollegen zu bespitzeln:

„Der IM bekleidet noch die berufliche Funktion eines Chefarztes für Psychiatrie. Seine Haupteinsatzrichtung besteht in der Wahrnehmung seiner gerichtlichen Gutachtertätigkeit, insbesondere für die Untersuchungsabteilung der BV [Bezirksverwaltung][...] ist keine kontinuierliche Zusammenarbeit mit dem MfS in den letzten Jahren entstanden, da der IM ohnehin durch seine Gutachtertätigkeit für das MfS in Verdacht bei den übrigen Ärzten steht, auch andere Informationen aus der Einrichtung an das MfS weiterzuleiten.“[17]

Die vertragsärztliche Tätigkeit war im Grunde eine Übergangsform zwischen inoffizieller und offizieller Tätigkeit für das MfS. Vertragsärzte waren wie inoffizielle Mitarbeiter im zivilen Gesundheitswesen der DDR beschäftigt und hatten mit dem MfS nur nebenamtlich zu tun. Eine inoffizielle Zusammenarbeit mit dem MfS erfolgte meist unentgeltlich, aus politischer Überzeugung, Erpressung oder anderen Gründen und bestand der äußeren Form nach aus heimlichen Treffen der IM mit hauptamtlichen MfS-Mitarbeitern alle vier bis sechs Wochen. Vertragsärzte des MfS hingegen erhielten Honorar für eine offiziell nebenamtlich geleistete ärztliche Arbeit, die nicht nur die Anfertigung von Gutachten über Häftlinge beinhalten konnte, sondern meist in der Durchführung von ärztlichen Sprechstunden für MfS-Mitarbeiter bestand. Außerhalb Berlins kam es auch vor, daß Vertragsärzte sowohl die Mitarbeiter als auch die Häftlinge des MfS medizinisch zu betreuen hatten, wie das Beispiel eines leitenden Nervenarztes der Karl-Marx-Universität Leipzig zeigt, der von Mai 1965 bis Februar 1990 im offiziellen Nebenamt als „Vertrags- und Häftlingsarzt“ der Bezirksverwaltung Leipzig des MfS tätig war und bezahlt wurde.[18]

Psychiater als hauptamtliche MfS-Offiziere

Auch im „Zentralen Medizinischen Dienst“ (ZMD) des MfS in Berlin war man bis in die sechziger Jahre hinein vorwiegend mit Vertragsärzten ausgekommen. Der erste Nervenarzt, der dort 1967 im Offiziersrang als hauptamtlicher MfS-Mitarbeiter eingestellt wurde, war eine an der Charité ausgebildete Fachärztin für Neurologie und Psychiatrie. Im Laufe der siebziger Jahre folgten ihr im Zuge des Ausbaus eines MfS-eigenen Medizinischen Dienstes einige weitere Neuropsychiater sowie Psychologen. 1980 wurde das Krankenhaus des

---

17 Aus der Beurteilung über den IMS „Ernst Winzer“ vom 10.3.1989, BStU, ASt Suhl, AIM 1001/89, Bl. 6e.

18 Vergl. BStU, ASt Leipzig, ZMA Abt. XX Nr. 1805, Kaderkarteikarte und Besoldungsstammkarteikarte Prof. Dr. Werner L.

MfS in Berlin-Buch eröffnet, in dem 44 von insgesamt 261 Betten für das neuropsychiatrische Fachgebiet vorgesehen waren.[19] Das medizinische Versorgungsangebot des Krankenhauses und der Ambulatorien des Zentralen Medizinischen Dienstes war nur für MfS-Mitarbeiter gedacht.

Für die Häftlinge des MfS war das eingangs im zweiten Beispiel erwähnte Haftkrankenhaus des MfS in Berlin-Hohenschönhausen zuständig. Über diese Einrichtung sind, wie auch über die Untersuchungshaftanstalten des MfS in den Bezirksstädten der DDR, nur wenige Dokumente überliefert bzw. bis jetzt aufgefunden worden. Insbesondere Krankenakten fehlen. Die offenkundig weitgehende Aktenvernichtung in diesem Bereich wirkt wie eine Bestätigung für die von ehemaligen politischen Häftlingen aus der DDR beklagten Menschenrechtsverletzungen in diesen Institutionen.

Die schlechten Erfahrungen mit dem Psychiater im MfS-Haftkrankenhaus, die der politische Häftling Gerd H. 1984 in der referierten Beispielgeschichte machen mußte, wirken insbesondere durch die bewußte Täuschung des isolierten und verzweifelten Gefangenen durch den Arzt perfide. Erst mehr als zehn Jahre später, mit seiner persönlichen Akteneinsicht in der „Gauck-Behörde", gelang es dem Opfer, ein Stück des einstigen Macht-Ohnmacht-Gefälles auszugleichen, indem er das Informationsmonopol des Täters aufheben und selbst nachlesen konnte, wer sein Gegenüber gewesen war und wie er im Zusammenspiel mit den Vernehmern agierte. Solche Vergewisserungen über die eigene Haftgeschichte sind für die Betroffenen von solchen mit bewußt inszenierter Desorientierung verbundenen Traumata sehr wichtig. Man kann sich nur aktiv mit etwas auseinandersetzen, was man begreift. Indem psychisch traumatisierte Menschen in die Lage versetzt werden, zu erkennen, was ihnen zugefügt wurde, eröffnet sich die Möglichkeit einer psychotherapeutischen Bearbeitung der traumatischen Erinnerungen.

Aus diesem Grunde scheint eine möglichst objektive Rekonstruktion des Geschehens in den Untersuchungshaftanstalten und im Haftkrankenhaus des MfS dringend geboten. Allerdings stößt man dabei auf die schon angedeuteten Schwierigkeiten, die Folge einer gezielten Spurenverwischung der Akteure sind und einem schon zu DDR-Zeiten existierenden Unrechtsbewußtsein entsprungen zu sein scheinen. Warum sonst wurden die Häftlinge zu Nummern degradiert und über die Identität der MfS-Mitarbeiter im unklaren gelassen oder sogar bewußt getäuscht?

Zu den wenigen überlieferten Unterlagen aus dem besprochenen Bereich gehört die Kaderakte des von 1978 bis 1988 am MfS-Haftkrankenhauses Berlin-Hohenschönhausen tätigen Psychiaters. Darin fanden sich einige Formulierungen, die den Vorwurf bestätigen, daß dieser Arzt nicht als Anwalt seiner Patienten, sondern vielmehr als Spezialist in einem koordinierten Zusammenspiel der politischen Verfolger funktionierte:

„Genosse B. erfüllt mit viel Fleiß und Gewissenhaftigkeit seine Aufgaben als Facharzt für Neurologie und Psychiatrie in der Abt. Haftkrankenhaus zur

[19] Vergl. BStU, ZA, SdM 1567, Bl. 41–42.

ambulanten und stationären medizinischen Betreuung Inhaftierter und berücksichtigt dabei als Tschekist auch operative Belange. [...] Umfangreiche Erfahrungen auf dem Gebiet der forensischen Psychiatrie befähigen Genossen B. als einen der wenigen profilierten forensisch-psychiatrischen Gutachter der DDR, qualifizierte Beurteilungen zu allen Straftatbeständen und besonders auch im Bereich der Staatsverbrechen zu erarbeiten. [...] Dabei ist sich Genosse B. stets der großen politischen Bedeutung seiner Arbeit bewußt. Das zeigt sich auch in seiner Mitarbeit zur Lösung operativer Fragestellungen im Zusammenwirken mit der Linie IX und anderen Diensteinheiten."[20]

Das MfS hob damit lobend hervor, daß B. in seiner Doppelfunktion als Psychiater und als Offizier parteilich im Sinne des MfS arbeitete, d.h. im Zweifelsfall gegen den Patienten. Dieselbe Schlußfolgerung muß aus seiner Beteiligung an einer 1985 an der Hochschule des MfS verteidigten Forschungsarbeit gezogen werden, für die er den für einen Mediziner bemerkenswerten akademischen Grad eines „Dr. jur." zuerkannt bekam. Allein schon der Titel der Forschungsarbeit spricht für sich:

„*Zu den Ursachen und Bedingungen für die Herausbildung feindlich-negativer Einstellungen sowie für das Umschlagen dieser Einstellungen in feindlich-negative Handlungen von DDR-Bürgern. Konsequenzen für die weitere Erhöhung der Effektivität der Vorbeugung und Bekämpfung feindlich-negativer Handlungen durch das MfS*".[21]

Die beiden von Horst B. verfaßten Kapitel der Arbeit stellen eine Mischung aus sozialpsychologischen Erklärungen, psychopathologischen Etikettierungen, moralischen Diffamierungen und negativen politischen Bewertungen der untersuchten Häftlinge dar. Die Verknüpfung psychiatrisch-psychologischer mit politischen Bewertungen war ein klarer Verstoß gegen professionelle Standards. Zugleich wird an diesem Punkt noch einmal der prinzipielle Unterschied im Stil der beiden forensischen Psychiater deutlich, an deren Beispielen eingangs die Verschiedenheiten im psychiatrischen Umgang mit politischen Häftlingen in der DDR erläutert wurden.

Schlußfolgerungen

Wie aber wären die „schwarzen Schafe" von den weißen zu unterscheiden, wenn es beispielsweise um die Auswahl von psychiatrischen Gutachtern für Rehabilitierungsentscheidungen politischer Häftlinge aus der DDR geht? Da ärztliche Gutachter in diesem Zusammenhang meist in einem privatrechtlichen Vertragsverhältnis mit der die Gutachtenaufträge vergebenden Behörde stehen, ist eine Regelüberprüfung auf eine offizielle oder inoffizielle Tätigkeit für das MfS der DDR wie im öffentlichen Dienst nach dem Stasi-

[20] Aus der Beurteilung vom 5.4.1988, MfS-Kaderakte B., BSTU, ZA, KS 23 581/90, Bl. 104.
[21] MfS VVS JHS-Nr. 244/85, 455 S., ZA, JHS 21 975.

Unterlagen-Gesetz vom 20. 12. 1991 nicht möglich. Will man dennoch im Interesse der zu begutachtenden früheren Häftlinge die Möglichkeit ausschließen, ehemalige MfS-Mitarbeiter als psychiatrische Gutachter zu gewinnen, wäre der Behörde eine Regelung zu empfehlen, welche die Zustimmung der Ärzte zu einer Überprüfung auf eine frühere offizielle oder inoffizielle Mitarbeit im MfS der DDR durch die „Gauck-Behörde" zur Bedingung macht, ohne die ein Gutachter-Vertrag gar nicht erst zustande käme.

4 Psychische Störungen infolge politischer Repressalien in der DDR – die Berlin-Studien

Michael Bauer und Stefan Priebe

Angeregt durch die zahlenmäßig bedeutsame Migrationsbewegung von Ost- nach Westdeutschland Ende der achtziger Jahre wurden von der Abteilung für Sozialpsychiatrie der Freien Universität Berlin mehrere Studien zu psychischen Störungen bei Übersiedlern aus der DDR durchgeführt. Bei Übersiedlern des Jahres 1989/1990 fanden sich psychische Störungen, die häufig in Zusammenhang mit belastenden Lebenssituationen in der DDR zu sehen waren (16, 64, 111). In zwei Studien wurden Patienten untersucht, die aus politischen Gründen in der DDR inhaftiert gewesen waren und Patienten, die im Zusammenhang mit der Stellung eines Ausreiseantrages in der DDR psychische Störungen entwickelt hatten. Beide Studien zeigen, daß sich die Beschwerden infolge anhaltender Belastungssituationen aufgrund staatlicher Repressalien entwickelt hatten. Von den meisten Patienten war vor allem die Unvorhersagbarkeit der weiteren Ereignisse als besonders belastend erlebt worden. Psychopathologisch fand sich ein charakteristisches Bild mit ängstlich-depressiver Symptomatik, das mit vegetativen Beschwerden einherging und sich in die gängigen Diagnoseklassifikationssysteme, wie z.B. DSM-III-R, schwer einordnen ließ.

Studie 1: Psychische Störungen nach politischer Inhaftierung in der DDR und Sichtweisen der Betroffenen

In dieser ersten Studie wurden 55 in West-Berlin lebende Personen untersucht, die aus politischen Gründen in der DDR inhaftiert waren und unter andauernden psychischen Störungen litten, die sich in Zusammenhang mit den Hafterlebnissen entwickelt hatten. Die Untersuchung wurde in der Zeit von 1990 bis 1991 durchgeführt (15, 113). Zum Zeitpunkt der Befragung mußte die Entlassung aus der Haft mindestens neun Monate zurückgelegen haben. 30 Patienten wurden der Abteilung von niedergelassenen Nervenärzten für diese Befragung zugewiesen, 25 kamen wegen der Bekanntheit der Untersuchung in Berlin direkt zu uns. Die Teilnahme an der Untersuchung war für die Patienten freiwillig und nicht mit einer Behandlung oder einem unmittelbaren Vorteil (z.B. finanzielle Vergütung) verbunden. Erst nach Abschluß der Befragungen wurde den Patienten das Angebot von zeitlich begrenzten therapeutischen Gruppengesprächen gemacht. Untersucht wurden die Krankheitsvorgeschichte, die Haftbedingungen, hilfreiche und belastende Momente während und nach der Haft sowie die aktuelle Lebenssituation der Patienten. Des weiteren wurden die gegenwärtigen Beschwerden und die psychopathologische Symptomatik erfaßt.

Untersucht wurden 16 Frauen und 39 Männer im Alter zwischen 20 und 62 Jahren, die zwischen 1975 und 1989 in der DDR inhaftiert waren. Die Haftdauer war unterschiedlich lange. Sie betrug zwischen sechs Wochen und zwölf Jahren (im Mittel 20 Monate). Fast alle Patienten waren während der Inhaftierung auch in Einzelhaft. Zwischen der Haftentlassung und der Befragung waren im Durchschnitt 5 Jahre vergangen, wobei dieser Zeitraum zwischen neun Monaten und fünfzehn Jahren variierte. Die meisten Patienten waren aus der Haft direkt in den Westen entlassen worden. Einige lebten jedoch noch eine Zeit lang in der ehemaligen DDR, bevor sie ausreisen durften. Inhaftiert und verurteilt wurde die Mehrzahl der Patienten wegen versuchter Republikflucht. Weitere Haftgründe waren die Beeinträchtigung staatlicher Tätigkeit, Kontakte zu westlichen Institutionen, Vorbereitung zum ungesetzlichen Grenzübertritt oder Beihilfe zur Republikflucht, landesverräterische Agententätigkeit und staatsfeindliche Hetze, Widerstand gegen staatliche Behörden, öffentliche Herabwürdigung staatlicher Organe und demonstrative Arbeitsverweigerung.

Tabelle 1. Häufigkeit von Beschwerden vor, während und nach der Haft sowie zum Zeitpunkt der Untersuchung (offene Antworten)

	vor der Haft %	während der Haft %	nach der Haft %	Zeitpunkt der Untersuchung %
depressive Verstimmung	20	62	55	44
Schlafstörungen	5	56	55	51
allgemeine Angst	15	36	45	42
Nervosität	4	22	31	18
innere Unruhe	2	25	27	15
Mißtrauen	2	4	25	18
Alpträume	0	13	20	20
Kopfschmerzen	0	11	20	20
Konzentrationsprobleme	2	13	18	11
Gereiztheit	2	11	24	24
Kontaktschwierigkeiten	4	4	22	22
Suizidgedanken	0	15	9	7
Aggressivität	2	7	18	13
Mattigkeit	2	7	22	22
Magenbeschwerden	5	4	15	9
Platzangst	0	4	16	13
Herzrasen	5	4	9	7
Grübeln	2	7	11	9
soziale Isolation	5	4	11	9
Appetitlosigkeit	0	0	7	5
Schweißausbrüche	0	4	15	11

Beschwerden und Diagnosen

Etwa zwei Drittel der Patienten gaben an, vor der Haft noch nie psychische Beschwerden gehabt zu haben. Andere Patienten berichteten, daß die Haft zu einer Verschlechterung von bereits vorhandenen psychischen Beschwerden geführt hatte. Bei der zuletzt genannten Gruppe konnte die Entstehung psychischer Beschwerden mit staatlichen Repressalien und Verfolgung in der DDR vor der Haft in Zusammenhang gebracht werden. Tabelle 1 zeigt, welche Symptome nach Angaben der Patienten vor der Inhaftierung, während der Haft und danach am häufigsten aufgetreten waren und welche zum Zeitpunkt der Untersuchung noch bestanden.

Die häufigsten Beschwerden vor der Haft – depressive Verstimmung und allgemeine Angst – waren im Zusammenhang mit Bespitzelungen und Bedrohungen der Patienten aufgetreten und verschlimmerten sich ausnahmslos während der Inhaftierung. Andere Beschwerden wie Mißtrauen, Alpträume, Gereiztheit, Kontaktschwierigkeiten, Aggressivität und Magenbeschwerden entwickelten sich häufiger in den ersten Monaten nach der Haft.

In der Beurteilung der aktuellen psychopathologischen Symptomatik durch den untersuchenden Arzt zeigte sich, daß sowohl die depressive als auch die Angstsymptomatik mittelgradig ausgeprägt war. Bei der diagnostischen Einordnung der Störungen wurden insgesamt 16 verschiedene Diagnosen gestellt, wobei depressive Erkrankungen (N=24), Angsterkrankungen (N=17) und posttraumatische Belastungsstörungen (N=12) überwogen (Tabelle 2).

Tabelle 2. Verteilung der psychiatrischen Hauptdiagnosen[1] nach DSM-III-R bei ehemaligen politischen Häftlingen

	N=55
Dysthyme Störung	15
Posttraumatische Belastungsstörung	12
Somatoforme Störung	11
Angststörung, nicht näher bezeichnet	6
Alkoholmißbrauch	5
Depressive Störung, nicht näher bezeichnet	5
Generalisierte Angststörung	4
Major Depression, rezidivierend	3
Panikstörung mit Agoraphobie	3
Agoraphobie ohne Panikstörung in der Vorgeschichte	2
Atypische Psychose	2
Major Depression, Einzelepisode	1
Panikstörung ohne Agoraphobie	1
Soziale Phobie	1
Zwangsstörung	1
Depersonalisationsstörung	1
Pathologisches Spielen	1

[1] Bei 18 Patienten wurden 2 Hauptdiagnosen gestellt

Belastungen und Befürchtungen

Während der Haftzeit fühlten sich die Patienten am meisten durch die unterschiedlichen schikanösen Aspekte der Haftbedingungen belastet. Besonders häufig wurden die Einzelhaft, die Verhinderung von Kontakten zur Außenwelt sowie Alleinsein und die Isolation angesprochen. Andere erwähnten vorrangig die Ungewißheit, die bezüglich der Haftlänge bestand. Diese Belastung wurde noch deutlicher durch Antworten auf die Frage, was die Patienten während der Haft am meisten befürchten. Viele der Patienten waren darüber besorgt, nicht mehr aus der Haft entlassen zu werden, eine hohe Haftstrafe zu verbüßen, die gesamte Haftstrafe absitzen zu müssen oder länger als verurteilt inhaftiert zu bleiben. Neben der Ungewißheit über die Haftlänge befürchteten die Patienten vor allem, wieder in die DDR und nicht direkt in den Westen entlassen zu werden, von ihrem Kind nach der Haft nicht erkannt zu werden oder gesundheitliche Beeinträchtigungen zu erleiden. Zwei Personen sprachen über ihre Befürchtung, beim Duschen vergast zu werden. Diese Patienten wurden gemeinsam mit anderen Insassen mehrmals unbekleidet in einen fensterlosen Duschraum gesperrt, wodurch sie sich unmittelbar an die Tötungspraxis in den nationalsozialistischen Vernichtungslagern erinnert fühlten.

Tabelle 3. Häufigste subjektive Belastungen und Schikanen während der Haft (offene Fragen, Mehrfachantworten möglich)

	%
Hilflosigkeit gegen Diskriminierung	35
Einzelhaft	25
Ungewißheit	22
Intrigen unter Mithäftlingen	20
keine Kontakte zur Außenwelt	20
schuldlos eingesperrt	20
allgemeine Schikanen	18
alles	18
enge Räume	16
Zusammensein mit Kriminellen	13
schlechte Ernährung/ hygien. Bedingungen	11
politische Erziehungsmaßnahmen	9
Haß vom Gefängnispersonal	9
schlechte Arbeitsbedingungen	5
Beobachtungen bei Tag und Nacht	4
Alleinsein	4
keine freie Meinungsäußerung	4
Behandlung wie Kriminelle	4
psychischer Nervenkrieg	4
enger Verschluß bei Transporten	4
Verdacht auf Psychopharmaka	4

Hilfreiche Aspekte

Im Hinblick auf die Frage, was den Patienten während und nach der Haft geholfen hat, wurde eine Clusteranalyse durchgeführt. Darin wurde überprüft, ob sich die Patienten entsprechend ihrer Einzelantworten bestimmten Gruppen mit typischen Bewältigungsstrategien zuordnen lassen und ob sich diese Gruppen in anderen Merkmalen unterscheiden. Eine Einteilung in zwei Gruppen schien plausibel: Die erste Gruppe umfaßte alle Patienten, die meinten, ihnen habe nach der Haft nichts geholfen, mit den Erlebnissen fertig zu werden. Wenn in dieser Gruppe hilfreiche Faktoren genannt wurden, so betrafen diese ausschließlich kompensatorische Aspekte wie den beruflichen Erfolg oder einen höheren Lebensstandard. Während der Haft hatten diese Patienten häufiger mit trotzig-rebellischem Widerstand reagiert. In der zweiten Gruppe waren die Patienten, denen nach der Haft Gespräche mit Partnern, Familienangehörigen, Freunden oder sonstige soziale Kontakte geholfen hatten. Gespräche mit Ärzten wurden von dieser Gruppe selten genannt. Etwas häufiger als die erste Gruppe gaben Patienten dieser Gruppe an, sie hätten die Belastungen während der Haft mit Hilfe des Gemeinschaftsgefühls und durch Anpassung bewältigt. Diese Patienten hatten zum Zeitpunkt der Untersuchung deutlich ausgeprägtere Depressions- und Angstsymtome, erwarteten aber eher ein Nachlassen der Beschwerden in der Zukunft.

Auswirkungen der Haft und generelle Bewältigung der Erlebnisse

Die Mehrheit der befragten Personen brachte ihre aktuellen Beschwerden mit ihren Hafterlebnissen in Verbindung. 72% der Patienten sahen einen höheren (in Richtung vollständig) und nur 28% einen geringeren (in Richtung gar nicht) Zusammenhang. Nur wenige glaubten, die Beschwerden seien überhaupt nicht durch die Haft bedingt. Die Patienten, die einen höheren Zusammenhang annahmen, waren deutlich länger in Einzelhaft und auch insgesamt länger inhaftiert.

Nach dem generellen Einfluß der Haft auf ihr Leben gefragt, sahen etwas mehr als die Hälfte der Patienten einen vorrangig oder ausschließlich negativen Einfluß. Gemeint waren die genannten psychischen Beschwerden, eine generelle negative Persönlichkeitsveränderung, die sozialen Folgen wie Zerstörung der Familie und eine Stigmatisierung. Einige meinten, daß die Haft ihr Leben nicht beeinflußt habe, andere sprachen in ausgewogener Weise von positiven wie negativen Aspekten. Für uns überraschend meinten aber auch einige der Befragten, daß die Haft einen positiven Einfluß auf ihr Leben ausgeübt habe. Genannt wurde dabei eine allgemeine Persönlichkeitsreifung, erhöhtes Selbstbewußtsein und die Möglichkeit zu einem bewußteren Leben.

Schließlich berichteten die Betroffenen über eine sehr unterschiedliche Bewältigung der Hafterlebnisse. Patienten mit einer – nach eigenen Angaben – eher schlechten Bewältigung waren älter, litten häufiger unter depressiver Stimmung und Gereiztheit und hatten mehr psychische Beschwerden.

Zudem waren sie pessimistischer hinsichtlich des Nachlassen der Beschwerden in Zukunft, schätzten ihre Schwierigkeiten beim Aufbau von Freundschaften größer ein und sahen seltener positive Einflüsse der Haft auf ihr Leben.

Studie 2: Andauernde psychische Störungen nach Repressalien infolge eines Ausreiseantrages in der DDR

Das Ergebnis der oben dargestellten Studie zeigt, daß neben der Härte der schikanösen Haftbedingungen vor allem die Unvorhersagbarkeit der weiteren Ereignisse eine Belastung darstellt, die zu psychischen Störungen führen kann. Gerade dieses Ergebnis ließ uns vermuten, daß nicht nur die Inhaftierung, sondern auch andere politisch bedingte Belastungssituationen in der DDR psychische Beeinträchtigungen zur Folge haben können. Repressalien, Unsicherheit und geringe Einschätzbarkeit waren bekanntlich nicht nur für die politische Inhaftierung charakteristisch. Eine Belastungssituation ergab sich häufig nach dem Stellen eines Antrages, in die Bundesrepublik überzusiedeln (sogenannter Ausreiseantrag). Bis zur Genehmigung des Ausreiseantrages vergingen nicht selten mehrere Jahre, in denen es zur Überwachung, Verhören, beruflichen Einschränkungen und Verhaftungen kommen konnte. Vor diesem Hintergrund stellte sich die Frage, ob auch Menschen in Zusammenhang mit einem Ausreiseantrag psychische Störungen entwickelt hatten.

In dieser zweiten Studie wurden Patienten untersucht, die nach der Stellung eines Ausreiseantrages in der damaligen DDR Repressalien ausgesetzt waren und infolge dieser Belastungen unter anhaltenden psychischen Störungen litten (114). Von 1992 bis 1993 wurden 40 Patienten befragt, die sich in zwei Berliner Nervenarztpraxen (eine im ehemaligen West-, die andere im ehemaligen Ostteil der Stadt gelegen) in Behandlung befanden und bei denen die psychische Erkrankung nach Ansicht des behandelnden Psychiaters als Folge der nach Antragstellung erfahrenen Repressalien auftrat. In einem halbstrukturierten Interview wurden Krankheitsvorgeschichte, aktuelle Lebenssituation, subjektive Sichtweisen und Beschwerden der Patienten erfragt und die aktuelle psychopathologische Symptomatik erfaßt.

Es wurden 20 Frauen und 20 Männer im Alter zwischen 25 und 58 Jahren untersucht. Auf die Frage, was sie in der DDR zur Stellung eines Ausreiseantrages bewegt habe, gaben die meisten politische Gründe, eine allgemeine Unzufriedenheit mit dem Gesellschaftssystem oder die Einschränkung der Meinungsfreiheit an. Einige der Patienten wollten mit Familienangehörigen oder ihren Partnern im Westen zusammenleben, und andere erhofften sich bessere berufliche Möglichkeiten. Manche gaben an, sie hätten ihre Lebenssituation insgesamt verbessern wollen, und nannten den Wunsch, etwas Neues und anderes zu erleben. Nach Antragstellung dauerte es zwischen vier Monate und 7.5 Jahre, bevor die Ausreise erlaubt wurde bzw. sich die Antragsstellung durch die Öffnung der Mauer erledigt hatte. 27 Patienten siedelten zwischen 1975 und

1988 in den Westen über, während 13 Patienten dies erst 1989 tun konnten. Die Übersiedlung lag zum Zeitpunkt der Untersuchung im Mittel 6 Jahre zurück.

Repressalien nach Stellung des Ausreiseantrages

Nach der Stellung des Ausreiseantrages waren fast alle der Patienten nach eigenen Angaben mehr oder minder intensiv überwacht worden. Dies geschah u.a. durch Verhöre, auch von Bekannten und Kindern, unangekündigte Besuche von Stasi-Mitarbeitern zu Hause, Kontrolle der Briefpost und Abhören des Telefons. Die Mehrzahl der Patienten erfuhr berufliche Einschränkungen mit Kündigung, erzwungenem Stellenwechsel oder einem Verbot, weiterhin im erlernten Beruf zu arbeiten. Viele erlebten Belastungen, die ihre familiäre Situation betrafen, hierzu gehörten die Androhung von Behörden, ihr Kind werde ihnen bei Aufrechterhaltung des Antrages oder vor der dann erfolgenden Ausreise weggenommen und der Rückzug von Verwandten, die dadurch Nachteile für sich selbst vermeiden wollten. Einige Patienten wurden verhaftet und kurzfristig in Arrest genommen, wobei zwei Patienten auch geschlagen wurden.

Beschwerden und Diagnosen

Bei 85% der Patienten entwickelten sich psychische Beschwerden unmittelbar vor bzw. während der Antragstellung, bei den übrigen 15% unmittelbar nach Ende der Belastung. In der Untersuchung wurden folgende Beschwerden am häufigsten vorgebracht: Schlafstörungen (65%), innere Unruhe (63%), depressive Verstimmung (50%), Kopfschmerzen (25%), Gereiztheit (23%), Rückenschmerzen (18%), Appetitlosigkeit, Grübeln und Magenbeschwerden (jeweils 15%) sowie Angst-/Panikzustände und Gespanntheit (jeweils 13%).

Bei der Erhebung der aktuellen psychopathologischen Symptomatik zeigte sich auch in dieser Studie bei der Mehrzahl der Patienten ein gering bis mäßig ausgeprägtes ängstlich-depressives Syndrom. Wie in der ersten Studie fanden sich auch hier Störungen, die unterschiedlich klassifiziert wurden. Am häufigsten wurden depressive Störungen (N=24), Angststörungen (N=8), posttraumatische Belastungsstörungen (N=12), somatoforme Störungen und Anpassungsstörungen (je N=11) diagnostiziert.

Subjektive Sichtweisen

Auf die Frage, was während der Wartezeit subjektiv besonders belastend war, nannten die meisten Patienten zumeist objektive Benachteiligungen und schikanöse Behandlungen durch Behörden. Einige sprachen über die andauernde Ungewißheit und Unsicherheit, andere über ein gegenseitiges Mißtrauen in zwischenmenschlichen Beziehungen, einschließlich des Rückzugs von Freunden und Verwandten. Des weiteren wurde von Patienten angegeben, daß sie Schuldgefühle denen gegenüber gehabt zu hatten, die sie in der DDR zurücklassen würden. Einige schließlich meinten, die berufliche Rückstufung und eine neue Tätigkeit unterhalb ihrer Qualifikation sei für sie besonders belastend gewesen.

Jeweils zur Hälfte schilderten Patienten einen überwiegend negativen Einfluß oder einen vorrangig positiven Einfluß der damaligen Erlebnisse für ihr weiteres Leben. Als positiv bewerteten die Patienten, daß sie durch die damaligen Erfahrungen als Person reifer geworden seien oder, daß sie seither Freiräume und das in ihrem Leben Erreichte intensiver genießen könnten. Andere sahen keinen oder nur einen sehr geringen Zusammenhang zwischen den damaligen Belastungen und den heutigen Beschwerden. Nur 14% der Patienten glaubten, die Belastungen und Erfahrungen während der Wartezeit hätten insgesamt keinen wesentlichen Einfluß auf ihr weiteres Leben gehabt.

Hilfreiche Aspekte

Auch in dieser Studie wurden die Patienten gefragt, was ihnen nach dem Ende der Repressalien geholfen habe. 23% der Patienten antworteten explizit „nichts". Des weiteren wurde angegeben, daß Gespräche mit Freunden und Familienangehörigen, objektive Unterstützung durch Behörden und berufliche Bestätigung geholfen hätten. 14% der Patienten sagten, sie hätten sich ganz alleine geholfen und 11% nannten Gespräche mit einem Arzt.

Gemeinsamkeiten der beiden Berlin-Studien

In beiden Studien wurden Patienten untersucht, die in der DDR aus verschiedenen Gründen Opfer von anhaltenden und unterschiedlichen staatlichen Repressalien waren. Beide Studien zeigen, daß für die Patienten in den Belastungssituationen die Unsicherheit darüber, was weiter passieren würde, und die Beeinträchtigungen während der Haft beziehungsweise nach der Ausreiseantragstellung am problematischsten waren. Psychopathologisch fand sich ein charakteristisches Bild mit ängstlich-depressiver Symptomatik und vegetativen Beschwerden. Besonders auffällig ist, daß einige der Betroffenen selbst ihre Beschwerden nicht oder nur in geringem Maß auf das traumatische Erleben zurückführten. Fast der Hälfte der Patienten mit Hafterfahrungen halfen positive soziale Beziehungen sowohl während als auch nach der Haft, die Erlebnisse zu verarbeiten. Aus der Literatur ist bekannt, daß soziale Unterstützung den Verlauf posttraumatischer Störungen beeinflußt und somit in der Tat eine entscheidende Hilfe für die Bewältigung traumatisch belastender Erlebnisse darstellt. Vielen der befragten Personen war es jedoch nicht möglich, soziale Beziehungen als Unterstützung zu nutzen, was wiederum die Möglichkeit, therapeutische Hilfsangebote wahrzunehmen, erheblich einschränkt.

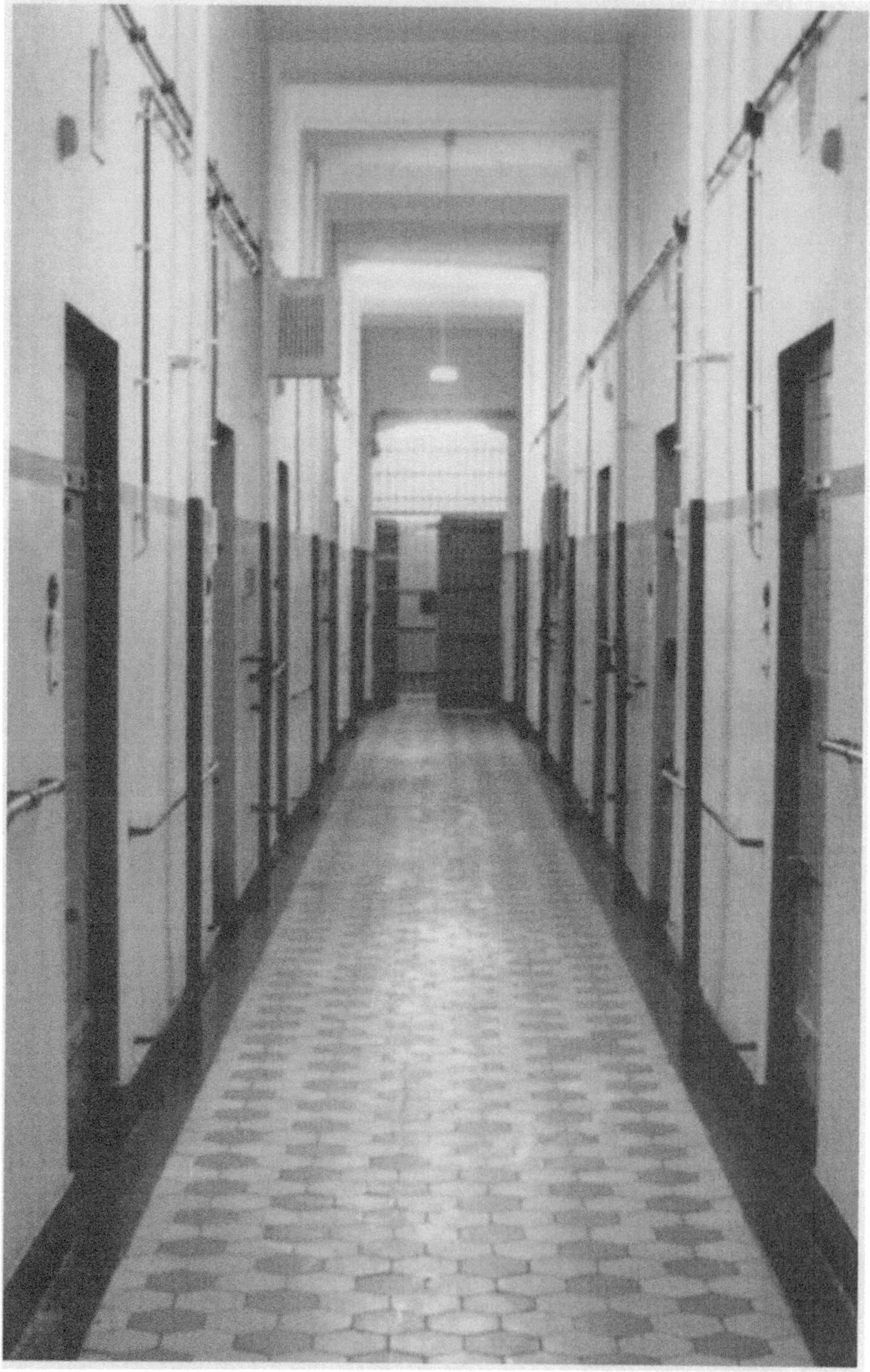

5 Posttraumatische Belastungsstörungen bei ehemaligen politischen Inhaftierten der DDR: Symptomatik, verursachende und aufrechterhaltende Faktoren – die Dresden-Studie

Andreas Maercker und Matthias Schützwohl

1994 wurde in Dresden ein Forschungsprojekt begonnen, dessen Ziel es ist, den psychischen Zustand von ehemaligen politischen Häftlingen aus der DDR zu erfassen und verursachende und aufrechterhaltende Faktoren für die aktuelle psychische Befindlichkeit herauszuarbeiten.
Bis Ende 1995 wurden 74 aus politischen Gründen in der DDR Inhaftierte befragt, und in einer Zwischenbilanz werden in diesem Beitrag erste vorläufige Ergebnisse der noch andauernden Untersuchung dargestellt. Die Autoren berichten über die Häufigkeit der posttraumatischen Belastungsstörung (engl. Abkürzung: PTSD) und ihrer einzelnen Symptomkomplexe in der bislang untersuchten Stichprobe. In einem kurzen Abriß skizzieren sie darüber hinaus auch andere mögliche psychische Spätfolgen der Inhaftierung. Schließlich stellen sie den ätiologischen Forschungsrahmen der Dresdner Untersuchung vor und berichten aktuelle Ergebnisse zu verursachenden und aufrechterhaltenden Faktoren der PTSD.

Nach der Gründung der DDR im Jahre 1949 übernahmen das Innen-, Justiz- und das spätere Staatssicherheitsministerium von der sowjetischen Besatzungsmacht die Verfolgung von politischen Opponenten und ganz allgemein die Ausübung von Druck und Terror gegenüber Andersdenkenden im eigenen Land. Vierzig Jahre lang bestand von nun an neben dem offiziellen, sich selbst demokratisch oder gar humanistisch gebenden „Staatsalltag" der DDR eine zweite Ebene, in der viele Menschen eingeschüchtert, an ihrer Selbstverwirklichung gehindert und im schlimmsten Falle aus politischen Gründen inhaftiert wurden. Schätzungen gehen von 150.000 bis 200.000 politisch Inhaftierten in der Zeit von 1949 bis 1989 aus (53, 60). Aber im eigenen Land wie auch in der Bundesrepublik Deutschland gingen in der gesellschaftlichen Wahrnehmung das Ausmaß der Verfolgung und die Schicksale der Betroffenen weitgehend unter. Über Gründe dafür kann bisher nur spekuliert werden - und das Finden von Ursachen dafür ist wohl eher die Aufgabe von Zeithistorikern und psychologischen Zeitanalysen (87, 132).

Damit die Opfer dieser 40jährigen Entwickung ein wenig mehr öffentliche Aufmerksamkeit und ein Stück nachträgliche Gerechtigkeit erreichen, wurde 1994 in Dresden ein Forschungsprojekt begonnen, das ehemalige in den Jahren 1949 bis 1989 aus politischen Gründen Inhaftierte aus der DDR befragt.

Dabei soll die jetzige psychische Verfassung der ehemaligen Opfer beschrieben sowie Fragestellungen über die konkreten Ursachen und Bedingungen des jetzigen psychischen Zustands untersucht werden.

Bisher wurden 74 ehemalige politische Häftlinge sowohl in einem narrativen als auch in einem strukturierten diagnostischen Interview (93) befragt und anschließend gebeten, eine Reihe von Fragebogen auszufüllen.[1] 51 Untersuchungsteilnehmer meldeten sich über die politischen Verbände der Betroffenen (z.B. Bautzen-Komitee, Verband der Opfer des Stalinismus, Verband ehemaliger Hoheneckerinnen) und 23 Personen über kurze Zeitungsberichte und Inserate in der Lokalpresse. Weitere Angaben zu den Befragten und deren Inhaftierung sind in der Tabelle 1 ersichtlich. Die Inhaftiertengruppe scheint einen annähernd repräsentativen Querschnitt darzustellen.

Tabelle 1. Angaben zu den Befragten und deren Inhaftierung (N=74)

Geschlecht	
weiblich	11%
männlich	89%
durchschnittliches Alter	
Jahre	56
höchster Bildungsabschluß[1]	
Hauptschule	28%
Mittlere Reife/Polytechnischer Oberschulabschluß der DDR	35%
Fach(hoch)schulabschluß	8%
Abitur/ Hochschulabschluß	8%
Zeitraum der Inhaftierung[2]	
1949 – 52	20%
1953 – 70	47%
1971 – 89	33%
durchschnittliches Alter bei der Inhaftierung	
Jahre	28
durchschnittliche Haftdauer	
Monate	44

[1] Die Angaben zur Schulbildung beziehen sich auf den höchsten Bildungsabschluß der Befragten; die Stichprobe stellt damit einen repräsentativen sozialen Querschnitt dar.

[2] Zur Zuordnung der Verhaftungszeitpunkte zu historischen Phasen vgl. 89.

[1] Zwei Vergleichsgruppen werden ebenfalls untersucht: Kriminalitätsopfer aus den letzten fünf Jahren und eine Gruppe altersentsprechender Personen zur Gruppe der ehemals politisch Inhaftierten, die kein vergleichsweise traumatisches Ereignis erlebt haben.

Häufigkeit der posttraumatischen Belastungsstörungen und ihrer einzelnen Symptomkomplexe

In unseren Interviews erfahren und erleben wir, daß viele der ehemaligen Opfer aufgrund des Durchlittenen, bis heute in ihrem psychischen Wohlbefinden und ihren täglichen Lebensvollzügen beeinträchtigt sind. Ihnen geht das in den Haftanstalten Erlebte sehr häufig und meist unwillkürlich durch den Kopf. Sie kommen nicht über die Ungerechtigkeiten hinweg, die ihnen angetan wurden. Viele der ehemaligen Häftlinge sind obsessiv wachsam. Die chronische innere Übererregung läßt manche von ihnen jahrelang an Schlafstörungen leiden.

Die Untersuchung dieser psychischen Folgen politischer Inhaftierung hat durch ihre Einbettung in das international gebräuchliche PTSD-Diagnosekonzept eine tragfähige wissenschaftliche Basis erhalten (36, 67, 118). Unwillkürliches Wiedererinnern, Vermeidungs- und Rückzugsverhalten sowie chronische Übererregung sind die wichtigsten Kennzeichen der posttraumatischen Belastungsstörung (vgl. Kapitel 1). Aufgrund seiner klinischen Bedeutsamkeit steht dieses Störungsbild im Mittelpunkt der Dresdner Untersuchung.

Bei der Diagnostik mit Hilfe des strukturierten diagnostischen Interviews (93) unterscheiden wir zwei Zeitpunkte: Zum aktuellen Untersuchungszeitpunkt lag eine vollständige PTSD-Diagnose bei 27,0% der Untersuchten vor. Eine vollständige PTSD-Lebenszeitdiagnose zu einem früheren Zeitpunkt zwischen der Freilassung und dem Untersuchungszeitpunkt bestand dagegen bei 54,1% der Befragten.

Betrachtet man die einzelnen Symptombereiche, so zeigen die ehemals politisch Inhaftierten ein für andere Opfergruppen vergleichsweise ungewöhnliches Symptommuster: Vermeidungs- und Rückzugssymptome finden sich nur in einem verhältnismäßig geringen Ausmaß (32% der Untersuchten), während der ungewollte Erinnerungsdruck (87% der Untersuchten) und die Übererregungszeichen (64% der Untersuchten) in einem höheren Ausmaß vorliegen. Bei anderen Opfergruppen, wie Kriegs- und Naturkatastrophenopfer, sind dagegen die Verhältnisse zwischen den drei Symptomgruppen annähernd ausgeglichen (34). Das geringe Ausmaß an Vermeidungs- und Rückzugssymptomen senkt insgesamt die Rate der vollständigen PTSD-Diagnosen in unserer Untersuchungsgruppe. Dieses Ergebnis läßt sich noch nicht endgültig interpretieren. Zum einen könnte es auf eine besondere Charakteristik der ehemals Inhaftierten hindeuten, die – nicht zuletzt nach der Wende – versucht haben, sich aktiv in politische und soziale Belange einzuschalten. Eine zweite Interpretation liegt allerdings ebenso nahe: Es kann sein, daß durch die Methode der Suche nach freiwilligen Untersuchungsteilnehmern nur vergleichsweise aktive Personen zur Mitarbeit veranlaßt werden, während es durchaus auch solche ehemals Inhaftierte geben könnte, die bis heute sehr zurückgezogen leben. Für letztere Sichtweise spricht, daß Studienteilnehmer von anderen ehemaligen Mithäftlingen berichteten, die sozial sehr isoliert leben und die nichts von einer Aufarbeitung der eigenen Erfahrungen wissen wollen, obwohl sie darunter zu leiden scheinen.

Die aktuell bei einem Viertel der Betroffenen liegende PTSD-Störungsrate – nach durchschnittlich 28 Jahren zurückliegender Verhaftung! – muß vom klinischen Standpunkt her als erstaunlich hoch gelten, da sie einen starken Leidensdruck und somit dringende Behandlungsbedürftigkeit impliziert. Zum Vergleich sei erwähnt, daß bei der Kontrollgruppe der Kriminalitätsopfer ein aktuelles PTSD-Vollbild in 34,8% der Fälle vorlag, wobei in dieser Gruppe das Trauma durchschnittlich nur zwei Jahre zurücklag (Lebenszeitdiagnose: 56.5%; 90). Die in unserer Untersuchungsgruppe vorliegende Prävalenz der PTSD von 27,0% entspricht im übrigen etwa der in der Berliner Untersuchung von Spätfolgen der politischen Inhaftierung in der DDR ermittelten von 22% (15; vgl. Kapitel 4), wobei festgehalten werden muß, daß beide Untersuchungen verschiedene Rekrutierungsformen für die Untersuchungsteilnehmer benutzen. Die Lebenszeitdiagnose von 54% in der Dresdner Untersuchung läßt sich mit den in der Literatur angegebenen Prävalenzraten von 52-65% bei KZ-Überlebenden vierzig Jahre nach Kriegsende (83) und 86% bei ehemaligen kambodschanischen Lagerinsassen (31) in Beziehung setzen. Die in unserer Untersuchung gefundenen Häufigkeiten deuten die klinische Bedeutsamkeit der psychischen Folgestörungen bei den ehemals in der DDR-Inhaftierten an.

Neben der relativ hohen aktuellen Rate an PTSD-Diagnosen bei den politisch Inhaftierten verdient das ungewöhnliche Symptommuster Beachtung. In der Forschungsliteratur zu posttraumatischen Belastungsstörungen ist wiederholt diskutiert worden, ob nicht die jetzige Definition von drei erforderlichen Vermeidungs- und Rückzugssymptomen die wahre PTSD-Häufigkeit unterschätzen würde (62, 78). Diese Überlegungen werden von unseren Ergebnissen gestützt. Es erscheint sinnvoll, diesen Definitionsgesichtspunkt anhand zielgerichteter Untersuchungen empirisch auf seine Zuverlässigkeit und Notwendigkeit hin zu überprüfen.

Andere mögliche psychische Spätfolgen der Inhaftierung

Neben den Symptomen der PTSD, die die klinisch wichtigsten psychischen Folgen der Inhaftierung sind, werden für ehemals politisch Inhaftierte besonders Angststörungen und depressive Syndrome berichtet (113; vgl. Kapitel 4). Unserem Eindruck nach nehmen die Ängste ganz charakteristische Formen an. Viele der ehemals politisch Inhaftierten leiden beispielsweise an Klaustrophobie: Sie ertragen es nicht, sich in engen, dunklen Räumen aufzuhalten. Das generalisierte Angstsyndrom mit einem „Nie-mehr-frei-von-Sorgen-werden" scheint ebenfalls verbreitet. Ins Paranoide gehende Ängste von ehemals politisch Inhaftierten können sich in der Furcht vor der Weiterexistenz des Staatsicherheitssystems der DDR und der weiterbestehenden persönlichen Bedrohung zeigen. Auch scheinen sowohl dysthyme Syndrome als auch schwere depressive Störungen in der Untersuchungsgruppe überproportional häufig. Daneben beobachten wir körperliche Symptomatiken, die sich im Rahmen verschiedener Somatisierungs- bzw. psychosomatischer Störungen entwickeln können (z.B. Schwächegefühle, Hypochondrien). Der Einsatz eines strukturierten klinischen Interviews (93) wird es erlauben, auch diese Störungen in späteren Auswertungen reliabel zu erfassen.

In den letzten Jahren wurde diskutiert, daß die derzeitigen diagnostischen Kriterien der posttraumatischen Belastungsstörung auf Opfer eng umschriebener traumatischer Ereignisse abzielen und Opfer eines langandauernden, wiederholten Traumas eine sehr viel komplexere Symptomatik zeigen würden (67). Für dieses Bild werden mit etwas unterschiedlichen Akzentuierungen die Bezeichnungen komplexe posttraumatische Belastungsstörung oder posttraumatische Persönlichkeitsstörung vorgeschlagen (34, 67). Bei diesem Syndrom geht es um das gleichzeitige Vorliegen von Einzelstörungen im Bereich der Affekt- und Impulsregulation (z.B. Aggressivität, Selbstschädigung), kognitiven Veränderungen (z.B. Feindseligkeit gegenüber anderen, Verharren in der eigenen Opferrolle, dogmatischer Gerechtigkeitsbegriff) sowie weiteren Beeinträchtigungen (z.B. sexuelle Funktionsstörungen).

Auch in der Dresdner Untersuchung gibt es bisher Hinweise für das Vorliegen einer solchen posttraumatischen Persönlichkeitsstörung. Diese zeigt sich auch dann, wenn Interviewte sehr leicht in einen wütenden und verbal aggressiven Zustand geraten. Ein solches Verhalten kann das Zusammenleben mit ihren Partnern, Familien und Berufskollegen sehr erschweren oder sogar zu Brüchen führen. Ebenso kann das impulsive Verhalten den Betroffenen im Umgang mit offiziellen Institutionen schaden, die sie eigentlich zur Durchsetzung ihrer Entschädigungs- und Wiedergutmachungsansprüche brauchen, so daß sie in der Konsequenz oftmals sich selbst benachteiligen und ihren berechtigten Anliegen Schaden zufügen.

Diagnostisch ist das Störungsbild der komplexen PTSD oder posttraumatischen Persönlichkeitsstörung noch wenig erforscht, was seine interne Stimmigkeit (Konsistenz) und andere diagnostische Gütekriterien betrifft. Vorschläge einer strukturierten Diagnostik dieser Störung liegen aber bereits vor (66, 82).

Oftmals äußern die Betroffenen in ihren Berichten über die Haftzeit spontan, daß sie selbst bei allen negativen Erlebnissen insgesamt eine Reihe positiver Erfahrungen gemacht haben. Dazu gehört, daß sie Schwierigkeiten des Alltagslebens (z.B. finanzieller Art) geringer einstufen als vor der Haftzeit. Aufgrund ihrer Erfahrungen – die oft auch Erfahrungen von Todesangst und Todesnähe einschließen – wüßten sie, *„daß es dramatischere Probleme im Leben gäbe“*. Manche Inhaftierte beschreiben die Hafterlebnisse als „soziale Schule“, die bei ihnen Toleranz und Verständnis gegenüber Andersdenkenden gefördert hätte. Viele ehemals Betroffene heben hervor, daß das kameradschaftliche und solidarische Verhalten der politisch Inhaftierten untereinander eine wertvolle Erfahrung gewesen sei. In der Dresdner Untersuchung wird die Haftzeit auch als Zeitraum existentieller Konfrontation aufgefaßt, der wichtige Lebenserfahrungen und einen – entwicklungspsychologisch beschreibbaren – Zugewinn an Reife bewirken kann (77, 129). In der entwicklungspsychologischen Literatur des Erwachsenenalters gibt es inzwischen Erfassungskonzepte von Reife, Lebenserfahrung oder Weisheit (88, 104, 129), die das empirisch zu messen versuchen, was von den Betroffenen spontan als mögliche positive Folgen der Hafterlebnisse genannt wird. Die Dresdner Untersuchung nutzt zur Erfassung dieser positiven subjektiven Folgen mehrere methodische Möglichkeiten, u.a. einen Fragebogen zum persönlichen Wachstum (104).

Forschungsrahmen zur Ätiologie von Traumafolgen

Es läßt sich fragen, warum – glücklicherweise – nur ein Teil der ehemals politisch Inhaftierten psychische Beeinträchtigungen aufweist und ein anderer Teil keine? Das Dresdner Forschungsprojekt orientiert sich zur Beantwortung dieser Frage an einem breitgefaßten psychosozialen Rahmen der PTSD-Entstehung.

Abbildung 1 zeigt die drei ätiologischen Faktorengruppen: Ereignis-, Schutz- und Risikofaktoren. Die Auflistung der einzelnen Faktoren erfolgte nach dem ätiologischen Wissenstand zu anderen Traumaarten (59, 63, 95) und erhebt keinen Anspruch auf Vollständigkeit. Im Einzelfall sind die Zuordnungen von Variablen zu Schutz- bzw. Risikofaktoren nicht eindeutig, z.B. kann das Fehlen eines Schutzfaktors wie soziale Integration gleichzeitig auch ein Risiko sein.

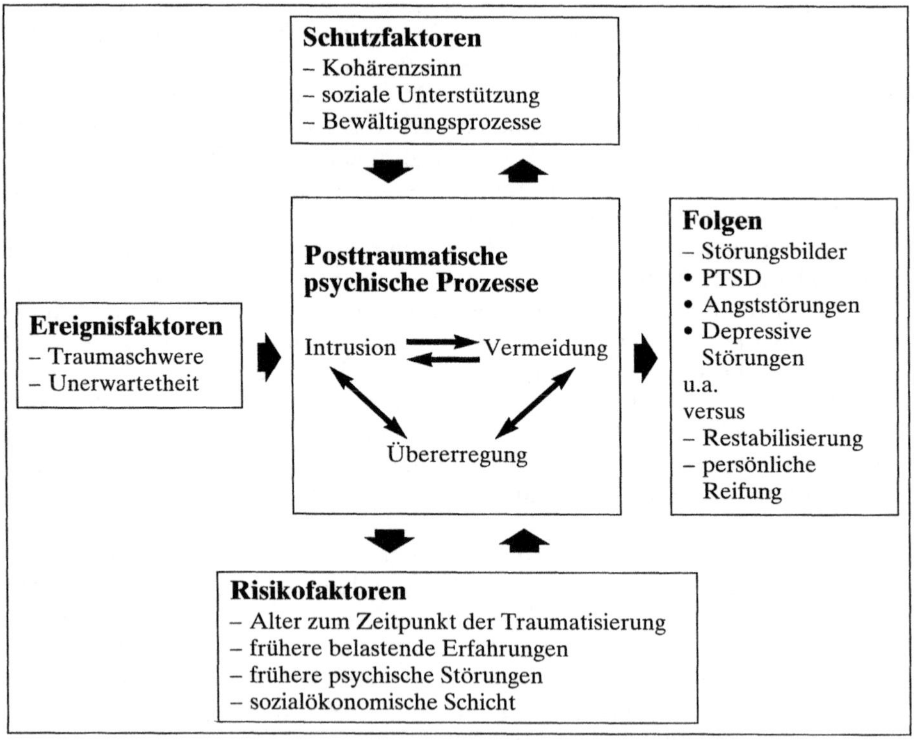

Abb. 1. Forschungsrahmen zur Ätiologie von Traumafolgen

Wenden wir uns zunächst den Ereignisfaktoren zu. Forschungen zu verschiedenen Traumen haben gezeigt, daß die Schwere des Traumas mit dem Ausmaß der Folgen in einer direkten Beziehung (sog. Dosis-Wirkungs-Beziehung) steht. March (92) referiert über 19 Untersuchungen, in denen die Traumaschwere bei Traumen wie Kriegserlebnissen, Naturkatastrophen, Krankheiten, Unfällen und Kriminalität quantifiziert wurden. In 16 von 19 Studien fand sich eine Dosis-Wirkungs-Beziehung zwischen der Traumaschwere und der Symptomausprägung.

Die Unerwartetheit oder Plötzlichkeit des Traumas ist ein Ereigniskriterium, dessen Bedeutung für die Entstehung von PTSD in der Literatur gut beschrieben ist (47). Sowohl traumaanaloge tierexperimentelle Befunde als auch Untersuchungen bei menschlichen Katastrophen zeigten, daß ein primärer physiologischer Erregungsanstieg (Arousalanstieg) während des Extremerlebnisses später zu den zwanghaften Erinnerungsbildern (Intrusionen) sowie den Vermeidungs- und Rückzugssymptomen führt. Die Plötzlichkeit des Arousalanstiegs war dabei von entscheidender Bedeutung – mit dem Ergebnis *„als ob plötzlich die Sicherungen durchgebrannt seien"*, wie Betroffene berichten. Von den Situationen, die ehemalige politische Inhaftierte berichten, passen zu diesem Kriterium besonders die Schreckens- und Todesangstmomente der Verhaftung, aber auch die Ungewißheit bei den Verhören. Erregungsanstiege in solchen plötzlichen Angst- und Schreckmomenten haben wahrscheinlich einen großen Einfluß auf die Herausbildung der posttraumatischen Symptomatik.

Schutzfaktoren[2] haben einen günstigen Einfluß darauf, Extrembelastungen ohne psychische Störungen zu überstehen. Sie helfen den Betroffenen, ihre Haftzeit besser ertragen zu können.

In der Dresdner Untersuchung ist die psychologische Variable des Kohärenzsinns als protektiver Faktor von zentralem Interesse. Untersuchungen zum Zusammenhang zwischen Kohärenzsinn und den psychischen Folgen traumatischer Erlebnisse liegen unseres Wissens noch nicht vor. Das wissenschaftliche Konzept des Kohärenzsinns stammt vom israelischen Medizinsoziologen A. Antonovsky (11). Unter Kohärenzsinn wird die Fähigkeit verstanden, das Geschehen, an dem man beteiligt ist bzw. dessen Zeuge man ist, geistig einordnen, verstehen und ihm Sinn geben zu können. Personen mit einem gut ausgebildeten Kohärenzsinn haben aufgrund ihres Weltverständnisses gute Fähigkeiten zur Vorhersage von Ereignissen und sie versuchen für sich zu unterscheiden, was von ihnen selbst zu beeinflussen ist und was nicht.

Eine Hypothese der Dresdner Untersuchung ist, daß die Untersuchungsteilnehmer mit einem ausgeprägten Kohärenzsinn eine vergleichsweise geringer ausgeprägte Symptomatik haben. Diese Hypothese deckt sich auch mit den Berichten einiger Betroffener der politischen und rassistischen Verfolgung unter ganz verschiedenen totalitären Regimen, so auch den Berichten des Psychotherapeuten Viktor E. Frankl, der selber ein Überlebender des KZ war (50).

In welcher Weise soziale Unterstützung die psychische Befindlichkeit verbessert, wird in der Literatur unterschiedlich diskutiert (122). Mehrere empirische Studien belegen, daß die Ausbildung von PTSD-Symptomen umso wahrscheinlicher ist, je geringer die soziale Unterstützung nach einem traumatischen Erlebnis ist (56, 76, 125).

[2] Die Bezeichnung Schutz-, protektive oder Resilienzfaktoren werden hier synonym gebraucht, obwohl die gesundheitspsychologische Literatur, der diese Begriffe entstammen, die Begriffe teilweise verschieden akzentuiert (123).

Studien zum Zusammenhang zwischen Bewältigungsprozessen und posttraumatischer Symptomatik liegen zahlreich vor. Meist werden die Bewältigungsprozesse retrospektiv erfaßt und korrelativ in Beziehung zur zum Untersuchungszeitpunkt vorliegenden posttraumatischen Symptomatik gesetzt (41, 99, 119, 120). Andere Studien wiederum gehen der Hypothese nach, daß nach dem Trauma eintretende negative Lebensereignisse die posttraumatische Symptomatik dadurch beeinflussen, daß ohnehin verminderte Bewältigungsressourcen weiter überfordert werden (125). In der vorliegenden Untersuchung untersuchen wir demgegenüber Bewältigungsprozesse als aufrechterhaltenden Faktoren der Symptomatik, also den Zusammenhang zwischen heute eingesetzten Bewältigungsprozessen und der aktuellen posttraumatischen Symptomatik. Hierzu liegen sehr wenige Studien vor (72).

Risikofaktoren verstärken die Folgen der Extrembelastungen bzw. verhelfen ihnen erst zum Durchbruch (d.h. zum Manifestwerden). Solche Risikofaktoren können das Alter zum Zeitpunkt der Inhaftierung sein (z.B. Jugend, höheres Lebensalter), frühere belastende Erfahrungen (z.B. ungünstige Kindheit, Kriegserlebnisse), frühere psychiatrische Beeinträchtigungen und Störungen sowie bestimmte fehlangepaßte Persönlichkeitseigenschaften (25, 59, 63). Daneben ist vielfach eine niedrige sozioökonomische Schichtzugehörigkeit als Risikofaktor beschrieben worden (63).

Zur Relevanz dieser Risikofaktoren hinsichtlich unserer Untersuchungsgruppe ehemals politisch Inhaftierter liegen bisher noch keine Forschungsergebnisse vor. Da bei Jugendlichen wahrscheinlich eine erhöhte Gefahr besteht, auf Extremerlebnisse (wie Haft und die damit verbundene Rechtlosigkeit) mit posttraumatischen Belastungsstörungen zu reagieren (48, 65), ist für die Dresdner Untersuchung insbesondere der Zusammenhang zwischen PTSD-Symptomatik und dem Lebensalter zum Inhaftierungszeitpunkt von Interesse, da schon Jugendliche aufgrund politisch motivierter Strafgesetzparagraphen (z.B. in den achtziger Jahren: § 213, sog. Republikflucht-Paragraph; § 215, sog. Rowdy-Paragraph) zu Haftstrafen verurteilt wurden.

Ergebnisse zu verursachenden und aufrechterhaltenden Faktoren der PTSD

Wenn wir im Folgenden erste Ergebnisse berichten, sind wir uns bewußt, daß es forschungsmethodisch schwer ist, retrospektiv zuverlässige Angaben über z.B. Persönlichkeitseigenschaften und psychische Zustände aus länger zurückliegenden Zeiten zu erhalten (22, 71). Anders als bei akuten Traumatisierungen (z.B. Kriegserlebnissen, politischen Emigranten aus anderen Ländern) sind im Falle der ehemals politisch Inhaftierten schon Jahre oder gar Jahrzehnte bis zum heutigen Untersuchungszeitpunkt vergangen. Die meisten der im vorangegangenen Abschnitt diskutierten Ereignis-, Schutz- und Risikofaktoren können daher nicht direkt in ihrem Einfluß auf die Verursachung der Störung untersucht werden. Das Dresdner Forschungsprojekt folgt deshalb der in der ätiologischen Forschung etablierten Einteilung in verursachende und aufrechterhaltende Faktoren (95). Aufrechterhaltende Faktoren einer Störung sorgen auch nach längerem Zeitverlauf noch für das Vorhandensein der Störung und können aus aktuellen Angaben gewonnen werden.

In der nachfolgenden Ergebnisdarstellung wurde die Ausprägung der PTSD-Symptomatik zum einen mit dem Fragebogen-Gesamtwert der PTSD-Symptome (IES-Gesamtwert; Fragebogen von Horowitz et al., 68; dt. Übersetzung 44) und zum anderen mit dem vom diagnostischen Beurteiler[3] vergebenen Diagnosegesamtwert für die einzelnen PTSD-Symptome (lt. DSM-III-R bzw. DSM-IV; Margraf et al., 1991) erfaßt.

Hinsichtlich der verursachenden Faktoren werden im folgenden Ergebnisse zu den Indikatoren der Traumaschwere (Inhaftierungsdauer bzw. Anzahl erschwerender Haftbedingungen) und der Unerwartetheit der Verhaftung berichtet, hinsichtlich der aufrechterhaltenden Faktoren Ergebnisse zum Kohärenzsinn, zur sozialen Unterstützung und zu Bewältigungsprozessen.

Die Schwere des Traumas der politischen Inhaftierung erfassen wir in der Dresdner Untersuchung durch die Traumadauer, die Anzahl der erschwerenden Haftbedingungen und – indirekt – über die historische Phase, in der die Inhaftierung erfolgte. Die Anzahl erschwerender Haftbedingungen wird mit einem Fragebogen erhoben, der zwischen Untersuchungshaft und Strafhaft unterscheidet. Zu den erschwerenden Haftbedingungen zählen Arrest, Isolations- oder Dunkelhaft, Gewalt durch Vernehmer oder auch durch Mithäftlinge. In den 50er Jahren waren die Haftbedingungen bei weitem härter als in der späten DDR-Zeit. Hunger, hohe Erkrankungs- und Sterberaten sowie allgemeine Hoffnungslosigkeit unter den Gefangenen waren die Regel, was bei den Überlebenden dieser Zeit zu stärker ausgeprägten psychischen Spätfolgen beigetragen haben könnte.

Die Anzahl erschwerender Bedingungen in der Untersuchungshaft steht in einem statistisch signifikanten Zusammenhang mit den posttraumatischen Belastungsfolgen, d.h. Personen, die mehr erschwerende Bedingungen für die Untersuchungshaft berichten, erfüllen mit einer höheren Wahrscheinlichkeit die Kriterien einer posttraumatischen Belastungsstörung. (Allerdings wäre es auch umgekehrt möglich, daß Personen umso mehr erschwerende Haftbedingungen berichten, je stärker sie heute durch posttraumatische Symptome beeinträchtigt werden.) Für die Strafhaftzeit findet sich dieses Ergebnis eines Zusammenhanges mit der Anzahl erschwerender Haftbedingungen demgegenüber nur für die Fremdbeurteilung posttraumatischer Symptomatik.

Die Gesamtlänge der Inhaftierung steht mit dem Ausmaß posttraumatischer Symptomatik nicht in signifikantem Zusammenhang. Dies bedeutet, daß das Risiko, an behandlungsbedürftiger posttraumatischer Symptomatik zu leiden, für Personen, die nur wenige Monate inhaftiert waren, nicht weniger gering ist.

Das Ausmaß der Unerwartetheit der Inhaftierung steht in keinem linearen Zusammenhang zu dem Ausmaß posttraumatischer Symptomatik. Die Folgen der politischen Inhaftierung scheinen unabhängig davon, ob der Betroffene von seiner Verhaftung völlig überrascht wurde oder ob er ahnte, daß seine Verhaftung unmittelbar bevorsteht.

[3] Die zwei Autoren sowie Dipl. Psych. F. Eckardt.

Der Kohärenzsinn, also die Fähigkeit zur Sinnfindung (11) wird mit dem Fragebogen zum Kohärenzgefühl erfaßt (dt. Übersetzung, 102). Die Hypothese der Dresdner Untersuchung ist, daß ehemals Inhaftierte mit einem ausgeprägten Kohärenzsinn vergleichsweise weniger Symptome haben. Nach Auswertung von 74 Fragebogen ermitteln wir eine signifikante Korrelation zwischen Kohärenzsinn und dem Ausmaß posttraumatischer Symptomatik. Der negative Zusammenhang stützt die Vermutung, daß ein gut ausgebildeter Kohärenzsinn mit einer geringeren Anzahl posttraumatischer Belastungssymptome einhergeht.

Mit dem Fragebogen zur Sozialen Unterstützung (F-SOZU; 126) erfassen wir drei Aspekte sozialer Unterstützung: emotionale Unterstützung, praktische Unterstützung und soziale Integration. Emotionale Unterstützung und soziale Integration korrelieren signifikant negativ mit dem Ausmaß an PTSD-Symptomen. Damit zeigt sich, daß solche Personen weniger Symptome haben, die ein hohes Ausmaß emotionaler Unterstützung erleben oder sich als sozial integriert beschreiben. Das Ausmaß praktischer Unterstützung dagegen hat keinen Einfluß auf die Anzahl posttraumatischer Symptome.

Bewältigungsintentionen und Bewältigungsverhalten erfassen wir mit dem UTV-PTSD (55), einer modifizierten Version des Fragebogen zum Umgang mit Belastungen im Verlauf UBV (117). Hinsichtlich der Bewältigungsintentionen berechnen wir aufgrund inhaltlicher Überlegungen zwei Subskalen: die Intention zur systeminternen Adaptation und die Intention zur systemexternen Adaptation. Der Begriff systeminterne Adaptation faßt Bewältigungsstrategien des Sich-Abfindens, der Wahrung der Selbstachtung und Gelassenheit zusammen. Der Begriff systemexterne Adaptation umfaßt demgegenüber Bewältigungsstrategien des Einforderns von Offenlegung, Ausgleich und konfrontativer Durchsetzung.

Die Intention zur systeminternen Adaptation steht nicht in Zusammenhang mit der PTSD-Symptomatik. D.h., die Anzahl der PTSD-Symptome ist unabhängig davon, in welchem Ausmaß die Person versucht, sich mit den Folgen der Inhaftierung abzufinden, gelassen zu bleiben und Selbstachtung zu wahren.

Die Intention zur systemexternen Adaptation korreliert statistisch signifikant mit dem Ausmaß der von den Untersuchungsteilnehmern auf der IES berichteten PTSD-Symptomatik, d.h. die Untersuchungsteilnehmer berichten umso mehr PTSD-Symptome, je mehr sie anstreben, das Ereignis der Inhaftierung konfrontativ zu thematisieren. Die Anzahl der durch die diagnostischen Beurteiler ermittelten PTSD-Symptome jedoch ist unabhängig von der Intention zur systemexternen Adaptation. Die statistische Datenauswertung kann nicht klären, ob die bei einigen Untersuchungsteilnehmern überzogene Nennung von PTSD-Symptomen lediglich Ausdruck der Intention zur systemexternen Adaptation ist, oder ob diese Personen sich subjektiv tatsächlich übermäßig durch PTSD-Symptome beeinträchtigt fühlen.

Auch hinsichtlich des ausgewählten Bewältigungsverhaltens finden wir keine einheitlichen Korrelationen mit der PTSD-Symptomatik.

Die Tendenz zu Fremdbeschuldigungen korreliert ebenso wie die Intention zur systemexternen Adaptation statistisch signifikant mit von den Betroffenen auf dem Fragebogen angegebenen Beschwerden, nicht aber mit der Anzahl der von den diagnostischen Beurteilern im Interview als vorhanden beurteilten PTSD-Symptome. Es ist anzunehmen, daß Personen, die eher dazu neigen, anderen Vorwürfe zu machen oder die Umstände zu verwünschen, mitunter mehr PTSD-Symptome berichten als nach Einschätzung der diagnostischen Beurteiler tatsächlich vorhanden sind.

Umgekehrt korreliert die Tendenz zu Selbstbeschuldigungen nur mit der im diagnostischen Interview ermittelten Anzahl von PTSD-Symptomen, nicht aber mit der in der Selbstbeurteilung berichteten Häufigkeit von Symptomen. Dies stützt die Vermutung, daß Selbstbeschuldigungen maladaptives Bewältigungsverhalten darstellen und Personen, die sich selbst Vorwürfe machen, nach diagnostischer Einschätzung an mehr PTSD-Symptomen leiden.

Ausblick

Der Leser wird im bisherigen Bericht vielleicht die Schilderung von Einzelschicksalen vermißt haben. In den 74 geführten Interviews wurden sehr ergreifende und oftmals erschütternde Lebenswege geschildert. Die Beschränkung auf verallgemeinernde Ergebnisse könnte dadurch den Nachgeschmack hinterlassen, daß den Einzelschicksalen der Betroffenen bei dieser Form der Untersuchung zu wenig Gerechtigkeit widerfährt.

Dieser kritische Einwand ließe sich im übrigen noch erweitern. Zu den vollständigen Lebenswegen der ehemals politisch Inhaftierten gehört nämlich auch, daß sie nach ihrer Entlassung - sei es zurück in die DDR oder in die Bundesrepublik Deutschland - oftmals ein mangelndes Verständnis für ihre Schicksale erfahren haben. Dazu kommt: Nach der politischen Wende von 1989 wurde die bei vielen aufkeimenden Hoffnungen auf Gerechtigkeit und die Verurteilung der Täter arg enttäuscht. Man hat deshalb wohl zu Recht von einer Retraumatisierung der schon Geschädigten durch die ernüchternden neuen Verhältnisse nach der politischen Wende gesprochen (20; vgl. Kapitel 6). Das Dresdner Projekt hat sich im Gegensatz zu einer kasuistisch nachzeichnenden Untersuchungsform dennoch dafür entschieden, die Extrembelastungen durch die politische Inhaftierung als ein Beispiel von Extrembelastungen zu sehen, die Menschen anderen Menschen zufügen können. Glücklicherweise ist zwar nach 1989 in Deutschland die Zeit vorbei, in der Personen verhaftet werden können, um dem Sicherheitsbedürfnis eines Unrechtstaates Genüge zu tun. In vielen Ländern herrscht aber weiterhin politische Gewalt, sei es in Form von Kriegen, Vertreibungen, „ethnischen Säuberungen", Lagerhaft oder gar Folter und Vergewaltigungen. Die Untersuchungsmethoden für Gewaltfolgen und ihre Begrifflichkeit sind deshalb aufgrund der anhaltenden Aktualität der Problematik ganz bewußt so gewählt worden, daß sie etwas zu den internationalen Bemühungen um Aufklärung, Wissenserweiterung – und zur Verhinderung – von psychischen Gewaltfolgen beitragen können.

Dabei scheint es wichtig, die einfachen Formen des Beschreibens von psychischen Gewaltfolgen durch breiter angelegte psychosoziale Forschungsansätze zu ergänzen. Dies ist eine Chance, um zu einem größeren Wissen über Ursachengefüge, Prävention und Therapiemöglichkeiten für ehemalige politische Gewaltopfer gleich welcher Verursachung zu gelangen.

6 Verarbeitung und Bewältigung politischer Inhaftierung – die Halle-Studie

Ricarda Lukas, Erdmuthe Fikentscher und Tom Konzag

In einer von den Autoren durchgeführten Studie wurden Interviews mit 30 ehemaligen politischen Häftlingen aus der DDR zu ihren Haftumständen, zur Verarbeitung und Bewältigung der traumatischen Erfahrungen und den physischen und psychischen Folgen ihrer Haft geführt und tiefenpsychologisch interpretiert. Die Ergebnisse der Untersuchung legen in Hinsicht auf die Verarbeitung der Hafterlebnisse eine Unterscheidung in vier Zeitabschnitte nahe, die mit jeweils spezifischen Erlebnisinhalten verbunden sind: die Verhaftung, die Phase der Inhaftierung, der Zeitabschnitt nach der Haftentlassung bis zum Ende der DDR 1989 sowie die Zeit nach dem gesellschaftlichen Umbruch 1989. Die Interviews mit den ehemaligen politischen Häftlingen zeigen, daß in jeder dieser vier Phasen charakteristische Abwehr- und Copingstrategien vorherrschen. Die unterschiedlichen Verarbeitungs- und Bewältigungsstrategien innerhalb der einzelnen Phasen korrelieren mit der Entwicklung körperlicher und psychischer Erkrankungen infolge der politischen Inhaftierung in der SBZ und DDR.

Die Aufarbeitung der für 40 Jahre geteilten deutschen Geschichte beinhaltet für den Raum der ehemaligen sowjetischen Besatzungszone (SBZ) und späteren DDR auch die Aufarbeitung der Geschichte der Internierungslager und der politischen Häftlinge. Um zu diesem sehr dunklen Kapitel deutscher Vergangenheit, bei dem Verdrängung und Verleugnung sehr nahe liegen, einen Beitrag aus tiefenpsychologischer Sicht zu liefern, begannen wir 1992 mit einer wissenschaftlichen Studie über psychische und physische Folgen politischer Haft in der SBZ und DDR.

Im Zeitraum von 1992 bis 1994 haben wir 30 ehemalige politische Häftlinge zu Ursachen und Umständen ihrer Verhaftung, zu Bedingungen in Gefängnissen und Lagern, zu Bewältigungs- und Verarbeitungsmechanismen und zu seelischen und körperlichen Folgen ihrer Haft befragt. Die untersuchten Personen waren zum größten Teil zu dieser Zeit sehr junge Menschen, fünfzehn- bis zwanzigjährig, die völlig überraschend und ohne einen für sie oder andere nachvollziehbaren Grund verhaftet worden waren. Vom Moment der Verhaftung an waren sie schweren, lebensbedrohenden, seelischen und körperlichen Mißhandlungen ausgesetzt. In diesem Sinne kann man die Verhaftung als ein massives Psychotrauma ansehen, eine plötzliche, unerwartete Gewalteinwirkung von außen auf Körper und Seele, die alle gewohnten Abwehr- und Bewältigungsmechanismen außer Kraft setzt. Dem akuten Trauma der Verhaftung und der plötzlichen massiven Gewalteinwirkung folgte die chronische Traumatisierung durch Langzeithaft mit Hunger, Kälte, Krankheiten, Schwerstarbeit, Verletzung aller menschlichen Rechte, Normen und Werte.

Ein Anliegen unserer Arbeit war das Herausarbeiten von Abwehr- und Copingmechanismen, die von den Betroffenen in den verschiedenen Phasen der Haft und in der Zeit nach der Haft entwickelt worden sind. Wir wollten sehen, ob sich bestimmte Abwehr- und Copingstile finden lassen und ob es eine Korrelation zwischen diesen Abwehr- und Copingstilen und der Ausprägung der seelischen und körperlichen Folgen der Haft gibt. In vier Darstellungen wird die Zeit während und nach der Inhaftierung in für die Betroffenen bedeutsame Abschnitte geteilt und den entsprechenden Erlebnisinhalten, Abwehr- und Copingmechanismen zugeordnet.

Die Phase der Verhaftung

Den ersten Abschnitt stellt die Phase der Verhaftung dar. Diese Phase zeichnet sich durch die plötzliche und unerwartete Konfrontation mit psychischer Gewalt aus. Alle bisherigen sozialen Bezüge und Kontakte entfallen, bekannte soziale interaktionelle Regeln treten außer Kraft. In dieser Phase steht das psychische und physische Überleben im Mittelpunkt. Dementsprechend ließen sich von uns eher unreife Abwehrmechanismen feststellen, entsprechend der Regression emotionaler, aktioneller und kognitiver Funktionen auf ein frühes Entwicklungsniveau. Wir konnten Introjektion im Sinne einer Hereinnahme der nun im realen Kontakt nicht mehr erreichbaren Angehörigen erleben, um mit dieser Introjektion verlorener Kontaktpersonen inneren Halt und Kraft im Kampf um das Überleben beim Widerstand gegen die massive äußere Bedrohung zu finden. Zumeist verbrachten die Gefangenen diesen Zeitabschnitt in völliger Isolation, oft sogar in Dunkelisolation, unterbrochen nur durch die bedrohlichen Kontakte zu den Vernehmern. Gegenüber diesen übermächtig agierenden Personen, sowjetischen Politoffizieren und Armeeangehörigen sowie Stasioffizieren, Haftrichtern, Gefängnisärzten u. ä. war ein emotional adäquates Verhalten in keiner Weise möglich bzw. sogar schädlich. Es blieb also nur die Möglichkeit einer Verleugnung und Unterdrückung dieser Affekte und einer Projektion auf andere. Um mit der eigenen Hilflosigkeit und Ohnmacht zurechtzukommen, setzte ein Spaltungsmechanismus ein, der das Opfer zum guten Objekt, den Peiniger zum bösen Objekt werden ließ. Es kam ebenso zu einer Verzerrung und Verleugnung der realen Außenwelt mit einem völligen Rückzug auf die Zelle und einem Einordnen aller Emotionen, Gedanken und Handlungen in dieses Bezugssystem Zelle. In Abb.1 sind die Erlebnisinhalte und die entsprechenden Abwehrmechanismen ersichtlich.

Entsprechend den Abwehrmechanismen sind auch die Copingmechanismen eher restriktiv und auf das existentielle Überleben von Körper und Seele gerichtet. Wir fanden hilflose Wut, Dekompensation, dann Resignation, völligen Rückzug in sich selbst, oft mit Selbstbeschuldigungen vor allen Dingen in Hinsicht darauf, daß es ihnen nicht gelungen war, die Verhaftung zu verhindern (vgl. Abb.1). Unter dem Druck massiver Bedrohungen und Gefühlen der Ohnmacht und Hilflosigkeit kooperierten Häftlinge mit den Vernehmern im Sinne von Geständnissen, Unterschreiben von falschen Aussagen oder Versprechen der Zusammenarbeit. So berichtet einer der Befragten, der im August 1946 unter dem Vorwurf der „Teilnahme an einer illegalen Organisation (Edelweißpiraten und Wehrwolf)" verhaftet und zu fünfzehn Jahren Arbeitslager verurteilt wurde, über seine erste Zeit in der Untersuchungshaft:

„Wir sind dort ausgesprochen unmenschlich behandelt worden, psychisch und physisch mißhandelt. Ich weiß nicht einmal mehr, wieviel Tage ich dort verbracht habe. Mir ist der Sinn für die Zeit abhanden gekommen. Wir sind dort bis zur Bewußtlosigkeit geschlagen worden, erhielten Schlafentzug, geringe Nahrungsmengen und andere Schikanemaßnahmen. Schließlich waren wir psychisch und physisch so weit am Ende, daß wir Geständnisse unterschrieben, die in keinem Punkt stimmten. Nach der Unterschrift der Geständnisse wurden wir dann endlich nach Halle gebracht."

Die Phase der Verhaftung endete mit der Urteilssprechung.

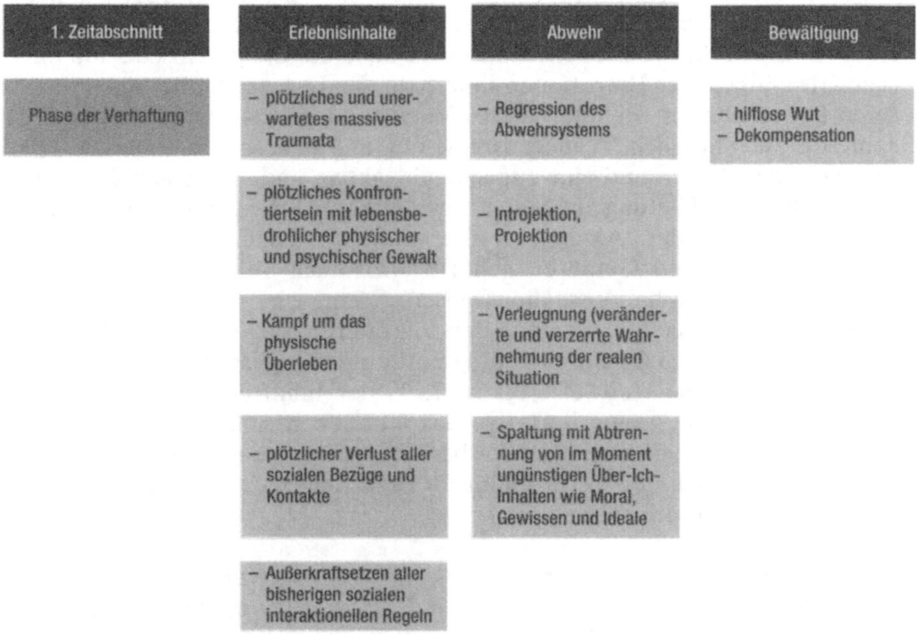

Abb. 1. Erlebnisinhalte, Abwehr- und Copingmechanismen in der Phase der Inhaftierung.

Die Phase der Inhaftierung

In der sich nun anschließenden Phase der Haft war zunächst die psychische Verarbeitung des Urteils notwendig. Dies passierte zumeist in depressiv-autoaggressiver Weise. Es kam erneut zu Selbstbeschuldigungen, teilweise auch zu Selbstmordgedanken im Sinne einer Wendung gegen das Selbst, zu einem Rückzug mit autistischen Phantasien und zu resignativem Verhalten. Im günstigsten Fall gelang die Verarbeitung des Urteils innerhalb von Tagen bis Wochen, und die Betroffenen konnten sich auf die zum physischen Überleben notwendigen Dinge, wie die Beschaffung von Nahrung, Kleidung und die Auseinandersetzung mit Krankheiten einstellen. Sie waren in der Lage, das neue Umfeld, das Leben im Lager oder im Gefängnis mit den dort eigenen Gesetzen und interaktionellen Regeln zu akzeptieren und sich konstruktiv damit auseinanderzusetzen. Dazu war es nötig, einen großen Teil der bisher gemachten Erfahrung im Zusammenleben von Menschen, der bisher gelernten Regeln, Gesetze und Moralvorstellungen zu verdrängen und zu verleugnen. Die Lagerbedingungen und die Behandlung durch das Wachpersonal wurden durch Rationalisierung und Verschiebung verarbeitet. Der Weg über den Körper, die Somatisierung, war zumeist die einzige Möglichkeit zum Darstellen und Ausleben von Affekten. Diese Form der Verarbeitung haben wir als Abwehr- und Copingstil I bezeichnet (vgl. Abb. 2). Er wirkt sich günstig sowohl auf die Überlebenschancen als auch auf die psychische und physische Gesundheit der Betroffenen innerhalb der Lagerzeit, aber auch im späteren Leben aus. Im Rahmen dieses Verarbeitungsstils war es im Laufe der Jahre oft auch möglich, Trauerprozesse in Gang zu setzen, emotionale Inhalte wieder zuzulassen und eine zupackende, aktive und sich gegen das Schicksal auflehnende Haltung im Sinne eines starken Überlebenswillens zu entwickeln. Neben der Akzeptanz der widrigen Lagersituation mit ihren Schwierigkeiten und Gefahren gehörte dazu auch Solidarität, gegenseitige Hilfe und altruistische Verhaltensweisen. Wenn wir in unsere Überlegung einbeziehen, daß die Sterberate in den Internierungslagern in der SBZ und in den noch deutlich stalinistisch geprägten Politgefängnissen der ersten DDR-Jahre sehr hoch lag, teilweise bis zu 75 % der Inhaftierten betrug, so wird deutlich, wie wichtig eine derartige das Überleben sichernde Abwehr- und Bewältigungsstrategie war. Darüber berichtet ein ehemaliger Inhaftierter, der im März 1947 nach der Verurteilung zu zehn Jahren Arbeitslager mit einem Transport in Sachsenhausen ankam:

„Ich wurde in Sachsenhausen in einer Holzbaracke untergebracht, die mit dreistöckigen, eng aneinanderstehenden Holzbetten ausgestattet war, für 100 Leute ausgelegt und mit 300 Leuten besetzt. Es war sehr kalt, das Essen war schlecht, es gab morgens einen halben Liter Kaffee und einen halben Liter Grütze, die weitgehend aus Wasser bestand, mittags Kohlsuppe mit Fisch, 300 Gramm Brot, 200 Gramm Zucker oder Marmelade, abends einen halben Liter Kaffee und einen halben Liter Grütze, Fett habe ich die ganze Zeit nicht gesehen, ebenso Fleisch und Wurst. Ich habe mich jedoch immer dazu gezwungen zu essen, bei jeder Mahlzeit konsequent alles zu verzehren und es nicht wie

andere liegenzulassen und aufzuheben, zu sammeln, um sich einmal satt essen zu können. Dies hätte nur dazu geführt, daß das Essen schlecht geworden wäre oder von Ratten infiziert, und schließlich wäre es dann zu Durchfällen, oft mit Todesfolge, gekommen. Meine Konsequenz und Disziplin in dieser Hinsicht hat mir oft das Leben gerettet. Wichtig ist auch gewesen, daß ich von Anfang bis Ende der Haft mit einem Bekannten aus meinem Heimatort zusammengewesen bin und daß wir uns haben viel helfen können. Wir haben uns viel miteinander beschäftigt, haben uns viel Mut und Kraft gegeben, haben uns über Landwirtschaft und Natur unterhalten, was uns beide interessiert hat, und uns untereinander auch über alle Wissensgebiete abgefragt und darüber erzählt. Oft haben wir auch im Lager nach Unkraut gesucht, mit dem wir unserer Suppe eine Vitaminzulage geben konnten. So haben wir z. B. regelmäßig Melde gesammelt. Auch der Gedanke an meine Frau zu Hause hat mir viel Kraft gegeben, auch wenn für die ganze Zeit der Haft keinerlei Kontakt bestanden hatte, die Briefe der Ehefrau nicht bei mir ankamen und ich nur einmal schreiben durfte.“

Demgegenüber steht ein von uns als Abwehr- und Copingstil II bezeichnetes Verhalten, das wir bei einigen Häftlingen, die ab Mitte der fünfziger Jahre aus politischen Gründen in der DDR inhaftiert waren, finden konnten. Bei diesen Betroffenen halten Rückzug und Resignation über die gesamte Dauer der Haft an. Die ausgesprochen schwierigen Lebensumstände und die real bestehende Situation der Ohnmacht, Entrechtung und Entwürdigung wird von den Gefangenen weitgehend verleugnet und dissimuliert. Es kommt zu einer vollständigen Unterdrückung von Affekten, die noch umfassender ist als beim Abwehrstil I beschrieben, und zu einer Abwehr der eigenen Situation durch Omnipotenzphantasien und Identifikation mit dem Angreifer. Dadurch schätzen die Gefangenen die real bestehende Situation häufig falsch ein. Es kommt zu ausgeprägten Konflikten mit dem Wachpersonal, aber auch mit anderen Gefangenen oder mit den Angehörigen, soweit Kontaktmöglichkeiten bestehen. Dies führt häufig zu Zusatzstrafen, Strafverlängerung, Schikanemaßnahmen, aber auch zu Kontaktabbruch und Verweigerung von solidarischen Handlungen (vergl. Abwehr- und Copingstil II in Abb. 2). Daraus resultieren schwerwiegende körperliche und seelische Schädigungen. Ein Mitte der sechziger Jahre aus politischen Gründen inhaftierter Mann berichtet darüber, daß er kurz nach seiner Verhaftung aus Protest gegen die psychische und physische Behandlung und die Art der Vernehmung durch die Stasi in Hungerstreik getreten sei. Daraufhin erfolgte die Einweisung in eine psychiatrische Klinik (Waldheim) mit der Diagnose einer schwerwiegenden psychischen Störung. Auf Grund dieser Diagnose wurde eine Zwangsernährung durchgeführt und diagnostische Eingriffe gegen den Willen des Patienten vorgenommen, ebenso die Gabe von Psychopharmaka und Elektroschocks. Auch im weiteren Verlauf seiner Haft protestierte er häufig gegen die Haftbedingungen und gegen seine Verurteilung. Dadurch kam es immer wieder zu Kontakten mit der Staatssicherheit und zu sich wiederholender psychischer Traumatisierung durch Verhöre, Drohungen und erneute Einweisungen in psychiatrische Krankenhäuser. Nach der Entlassung – so berichtet

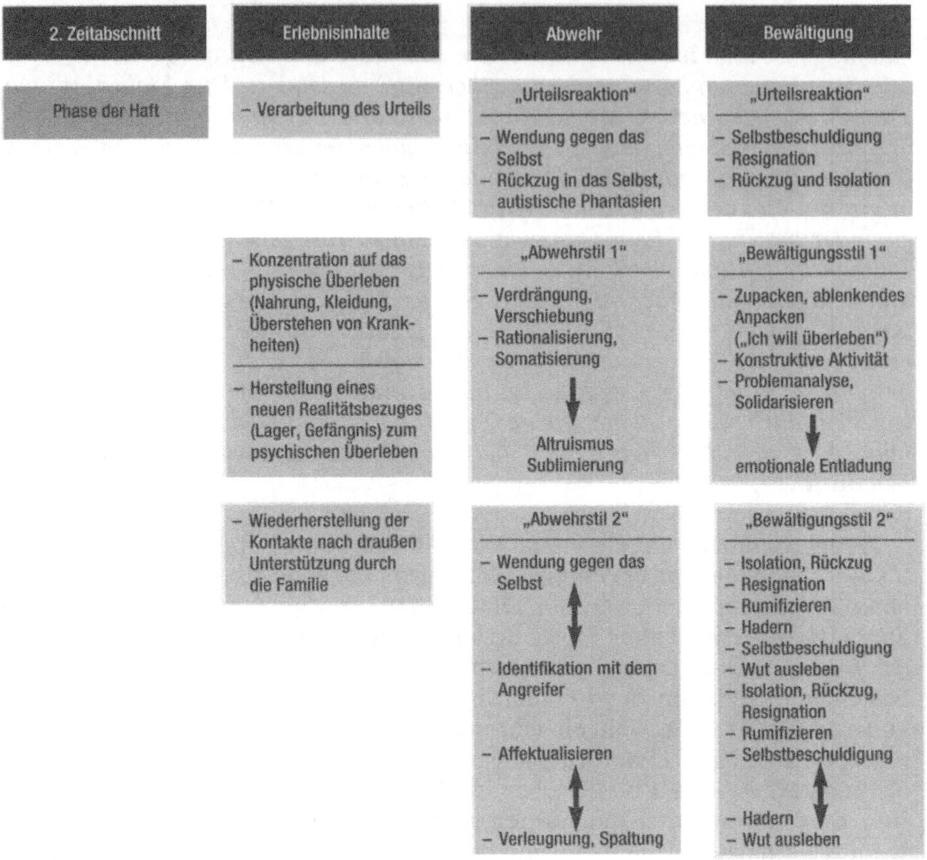

Abb. 2. Erlebnisinhalte, Abwehr- und Copingmechanismen in der Phase der Haft.

dieser ehemalige Häftling – litt er unter starken Kopf- und Rückenschmerzen, depressiven Zuständen, deutlicher Unterernährung, nächtlichen Angstzuständen, Schlafstörungen und Wirbelsäulenbeschwerden. Bis heute hat er sich von seiner Haft nicht erholt, es bestehen multiple körperliche Beschwerden und eine tiefgreifende Persönlichkeitsstörung. Seit zehn Jahren ist dieser Betroffene erwerbsunfähig.

Die Zeit nach der Haftentlassung bis zum Ende der DDR 1989

In der dritten Phase, der Zeit nach der Haftentlassung bis zum Ende der DDR 1989, stand zunächst die Überwindung der akuten seelischen und körperlichen Folgen der Haft im Vordergrund. Die ehemaligen politisch Inhaftierten waren dabei weiterhin anhaltender Benachteiligung und Entwertung durch das DDR-Regime und dessen Vertreter ausgesetzt, z.B. durch erneute und wiederholte Stasiverhöre und Kurzverhaftungen oder berufliche Diskriminierungen, auch der Familienangehörigen. Ein seelisch besonders schwerwiegendes Problem, das sich erheblich negativ auswirkte, war die am Ende der Haft eingeforderte Schweigepflicht. Die Betroffenen blieben dadurch mit den seelischen Belastungen und Konflikten, die durch die Haftzeit entstanden waren, allein, durften sich anderen nicht mitteilen und sich über ihre Erfahrungen nicht auseinandersetzen. Sie mußten diese Erlebnisse verleugnen, sich in lobender oder zumindest neutraler Weise gegenüber den gesellschaftlichen Verhältnissen der DDR äußern und anpassen. Die meisten Betroffenen hielten sich aus Angst vor den real drohenden erneuten Schikanen an diese Schweigepflicht, öffneten sich zumeist nur den nächsten Angehörigen, der Ehefrau oder dem Ehemann (vgl. Erlebnisinhalte in Abb.3). Damit wird deutlich, daß auch in dieser Phase von den Betroffenen ein erhebliches Maß an Verdrängung aufgebracht werden mußte. Die vorhandenen Affekte wurden durch Rationalisierung, Verschiebung und Verlagerung verarbeitet. Da die persönlichen Erfahrungen der von mir Befragten in keiner Phase mit dem gesamtgesellschaftlich gezeichneten Bild der DDR übereinstimmten, blieb in vielen Bereichen nur Rückzug und Isolation. Oft blieb die Familie als einzige Kompensationsmöglichkeit für mangelnde Erfüllung und Erfolg in anderen Lebensbereichen. Einer der Befragten schildert auszugsweise die Behinderungen seines beruflichen Werdegangs nach der Haftentlassung im Februar 1954:

„Ich ging dann in eine Autoschlosserei und wollte Maschinenmeister werden, Anträge und Papiere waren eingereicht. Bei einem Bewerbungsgespräch vor der Partei (SED) wurden jedoch wieder politische Gründe, d.h. meine Haftzeit, angesprochen, und es klappte erneut nicht. Ich konnte mich damit nicht abfinden und bewarb mich bei der Handwerkskammer für einen Lehrgang als Handwerksmeister. Mein polizeiliches Führungszeugnis war in Ordnung und enthielt keinen Hinweis auf meine Haftzeit, so daß ich den Lehrgang beginnen und 1961 erfolgreich abschließen konnte. Meine Ernennung zum Werkstattmeister stand jedoch weiterhin auf der Kippe, da von der Parteiorganisation (SED) meines Betriebes immer wieder politische Unzuverlässigkeit ins Feld geführt wurde. Die staatliche Leitung des Betriebes machte sich jedoch schließlich für mich stark. An meinen fachlichen Kompetenzen konnte nicht vorbeigesehen werden, und ich wurde Werkstattmeister, allerdings in einer geringeren Lohngruppe auf Grund dessen, daß ich angeblich nur Handwerksmeister und nicht staatlicher Meister war."

Die Somatisierung war ein weiterer Mechanismus, alle sonst nicht erlebbaren und darstellbaren Affekte auszudrücken. Es findet sich bei den Betroffenen ein in Intensität und Ausmaß weit über dem Altersdurchschnitt liegender Anteil an psychosomatischen Beschwerden, wie wir durch das Interview und den bei allen Befragten erhobenen Gießener Beschwerdefragebogen belegen konnten. Nur einem sehr kleinen Teil der Betroffenen gelang es, eine Haltung der Antizipation, Sublimierung, konstruktiven Aktivität und Valorisierung zu entwickeln, alle gemachten und durchlebten leidvollen Erfahrungen in Menschlichkeit, Hilfsbereitschaft und Solidarität mit anderen Menschen umzusetzen und sich damit auch von den eigenen seelischen Folgen der Haft zu einem großen Prozentsatz zu befreien. Ein anderer Teil der von uns befragten Betroffenen verarbeitete auch in der Zeit nach der Haft die durchlebten Schrecken und Grausamkeiten eher im Sinne ungünstiger Abwehr- und Copingmechanismen. In diesen Fällen zeigte sich Mißtrauen, Identifikation mit dem Angreifer, Isolation und Dissoziation, übergroße Kränkbarkeit, Selbstentwertung und Selbstbeschuldigung. Bei dieser Gruppe fällt ein sehr hoher Grad an psychischen Erkrankungen auf. Mehrfach mußten manifeste Depressionen nervenärztlich behandelt werden, es bestand ein hoher Anteil an psychosomatischen Beschwerden und körperlichen Symptomen. Damit

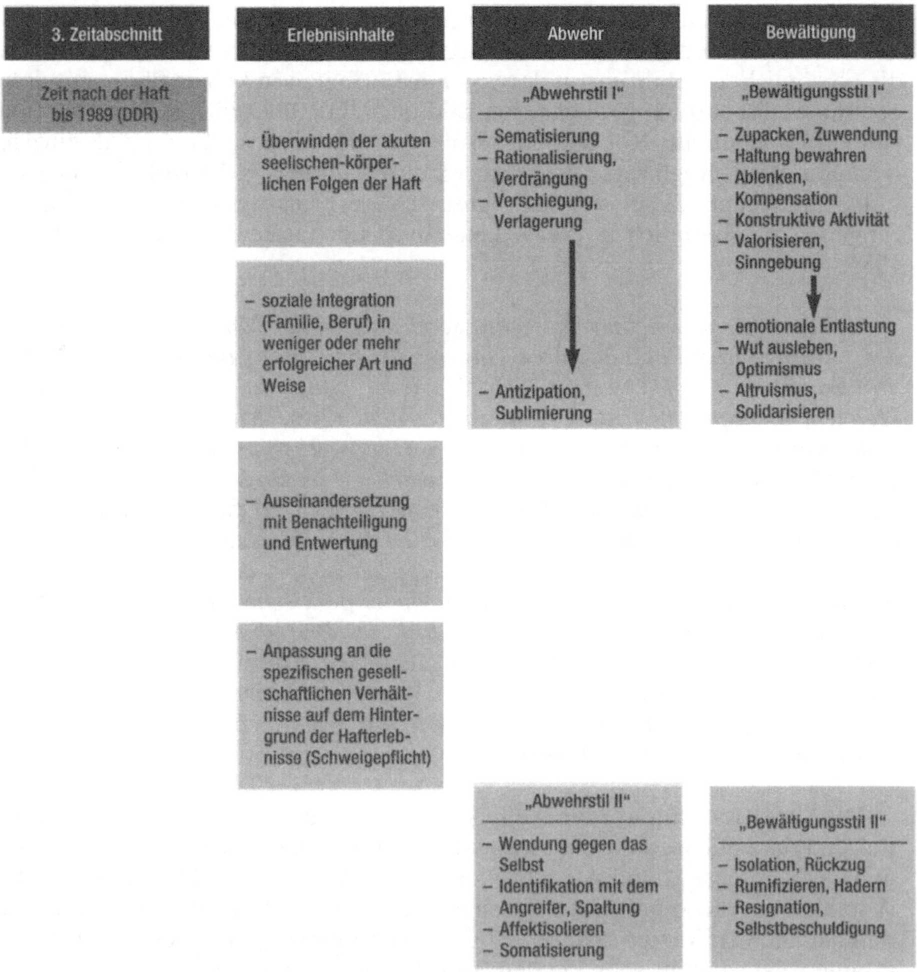

Abb. 3. Erlebnisinhalte, Abwehr- und Copingmechanismen nach der Haftentlassung bis 1989.

korreliert ein deutlich höherer Prozentsatz an manifesten körperlichen Erkrankungen. In Abb. 3 sind die unterschiedlichen Abwehr- und Copingmechanismen in diesem Zeitabschnitt aufgeführt.

Die Zeit nach dem gesellschaftlichen Umbruch in der DDR 1989

Durch den gesellschaftlichen Umbruch in der DDR 1989 und den Beitritt der DDR zu der BRD 1990 wurden die ehemaligen politischen Häftlinge mit Ereignissen konfrontiert, die fast ebenso überraschend und unerwartet in ihr Leben und ihr mühsam erarbeitetes psychisches Gleichgewicht traten wie die Verhaftung viele Jahre zuvor. Innerhalb weniger Wochen kehrten sich alle gesellschaftlichen Normen und Werte erneut ins Gegenteil um. Nun war es für sie möglich, ihr langes Schweigen zu brechen und sich erinnern zu dürfen. Jetzt waren die jahrelang geheimgehaltenen Erfahrungen als politischer Häftling in der Öffentlichkeit erwünscht, und es schien so, als gäbe es eine späte Anerkennung der erlittenen Schikanen. Zunächst reagierten die Betroffenen dementsprechend euphorisch auf diese Situation. Im Dialog mit der Öffentlichkeit und anderen Betroffenen wurden lange unterdrückte Gefühle gezeigt. Die ehemaligen politischen Häftlinge organisierten sich und gründeten Vereine. Man beschäftigte sich sehr affektgeladen mit den Hafterlebnissen und den Erfahrungen nach der Haftzeit. Viele ehemalige Inhaftierten berichten, daß diese euphorisch und positiv erlebte Zeit aber auch sehr schnell ihre Schattenseiten zeigte. Neben der Freude über die Öffentlichkeit, der Möglichkeit der Äußerung nach jahrelangem Schweigen, Rückzug und Isolation kam es auch zu einer Überschwemmung mit Erinnerungen und Träumen. Viele berichteten über Affektdurchbrüche und psychische Dekompensation (vgl. dazu „Wendereaktion" in Abb. 4). Dazu sagte mir einer der Befragten:

„Seit 1989 engagiere ich mich bei der Aufarbeitung der Ereignisse in den Internierungslagern und DDR-Gefängnissen. In den letzten Jahren vor der Wende sind diese Ereignisse langsam für mich versunken, ich war am vergessen. Jetzt jedoch ist alles wieder aufgewühlt. Ich habe verstärkt körperliche Beschwerden und nächtliche Alpträume, bin auch wieder reizbarer geworden. Meine Ehefrau, die mich zunächst überall hinbegleitet hat, bremst mich im Moment etwas, schützt und warnt mich vor einer Überforderung. Ich habe 1989 erstmals mein Schweigen gebrochen, über meine Erlebnisse in den Gefängnissen und Lagern berichtet. Vorher habe ich geschwiegen, um meine Frau und meine drei Kinder zu schützen."

Nach Übertragung bundesdeutscher Verhältnisse auf das Gebiet der ehemaligen DDR und den ersten Erfahrungen im Umgang mit Entschädigungsrecht, politischer Rehabilitation, Anerkennung der gesundheitlichen Folgen und Auseinandersetzung mit dem bundesdeutschen Verwaltungswesen sahen sich die ehemaligen politisch Inhaftierten erneut in der Rolle einer ungeliebten Minderheit. Ihre Forderung nach Aufarbeitung dieses Teils deutscher Geschichte, nach Erinnerung an Haft, Folter und Tod stieß auf den Wunsch nach Vergessen und Verdrängen bei breiten Schichten der ehemaligen DDR-Bevölkerung. Dieser Wunsch entstand aus Schuld- und Schamgefühlen, aus dem Wissen um Mitschuld, aus dem Bedürfnis, das Kapitel DDR mit all seinen leidvollen Erfahrungen endlich abzuschließen, aus Befürchtungen um die eigene Karriere oder aus der Angst vor weiterer Abwertung der gesamten ostdeutschen Bevölkerung im Vereinigungsprozeß. Sie stieß auch auf die Unkenntnis der deutschen Geschichte im anderen Teil Deutschlands und auf die mangelnden Fähigkeiten, sich in die Verhältnisse der ehemaligen DDR einzufühlen. Die Kosten der Wiedervereinigung erwiesen sich höher als angenommen, es begann eine Zeit der Sparmaßnahmen und Sparpolitik. Die ehemalig politisch Inhaftierten erlebten sich mit ihren Entschädigungsansprüchen sehr schnell als Bittsteller auf Ämtern, wo sie sich unter die vielen einreihen mußten, die Geld aus dem immer schmaler werdenden öffentlichen Topf wollten. Es wurde ihnen zunehmend mit Mißtrauen, Verschlossenheit und auch Ablehnung begegnet. Einer der Befragten, der von Februar 1946 bis Oktober 1950 inhaftiert war, erkrankte in der Haft an

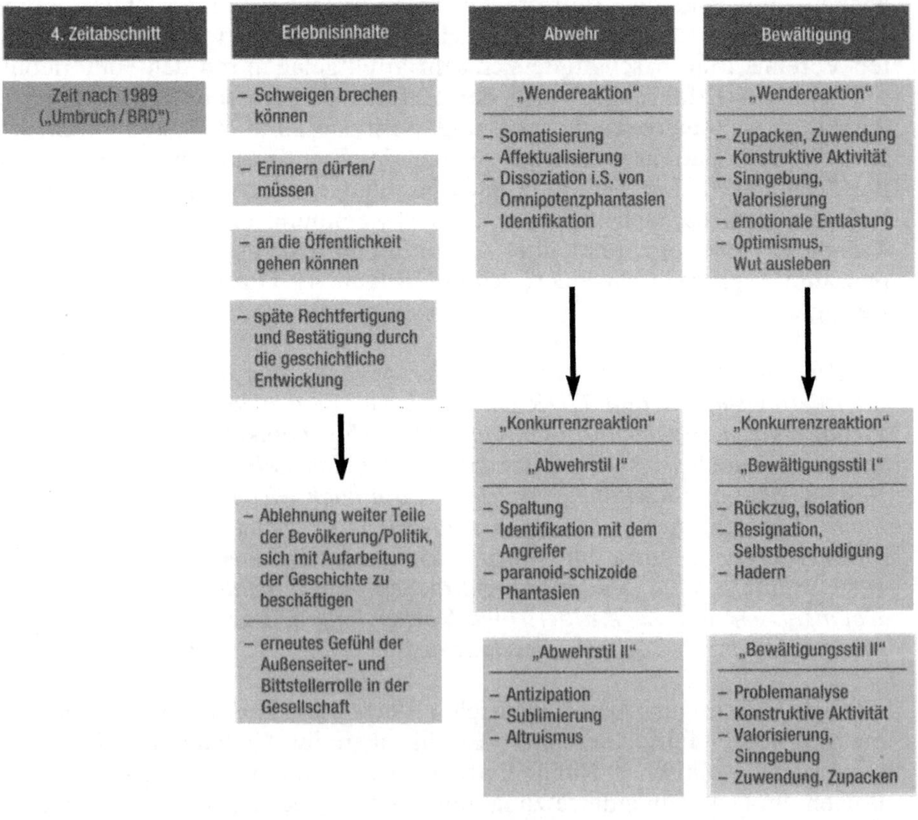

Abb. 4. Erlebnisinhalte, Abwehr- und Copingmechanismen nach 1989.

Flecktyphus, mehrfach an Pneumonie und Pleuritis, Gelenkrheumatismus und Tuberkulose und leidet heute an einer chronisch-ischämischen Herzkrankheit, einer Polyarthritis und einem Lungenemphysem bei Pleuraverwachsungen. Insgesamt fühlt er sich in einem schlechten psychischen und physischen Zustand und ist häufig erschöpft.

„Meine politische Rehabilitierung ist abgeschlossen und positiv für mich beendet. Die Wiedergutmachung in finanzieller Hinsicht steht jedoch aus, und die Entschädigung für die gesundheitlichen Folgen ist abgelehnt worden, da für die zuständigen Stellen nicht erwiesen ist, daß die Schäden wirklich mit den Folgen der Haft zusammenhängen. Ich werde deswegen in Berufung gehen. Die einzige finanzielle Entschädigung, die ich bis jetzt (März 1993) erhalten habe, sind DM 2.000,00 von einer Berliner Stiftung.“

Dieser Umgang mit den ehemaligen politischen Häftlingen förderte bei diesen eine intrapsychische Regression in die Zeit der Haft. Die mühsam erarbeitete Stabilität begann zu bröckeln. Die imaginäre Hoffnung auf eine höhere Gerechtigkeit und Entschädigung der Leiden, die auch in der Zeit der Haft und der nachfolgenden Jahre in der DDR, wenn auch in sehr versteckter Form, bestanden hatte, verschwand weitgehend. Wir konnten erneut den Rückgriff auf unreife Abwehr- und Bewältigungsmechanismen, auf Isolation, passiv-aggressives Verhalten, sogar paranoide und schizoide Phantasien erleben. Die Befragten zeigten Rückzug, Resignation und ein erneutes Unterdrücken emotionaler Inhalte. Die ehemaligen politischen Häftlinge sprachen von Enttäuschung und Verbitterung, einem wiedereinsetzenden Prozeß der Vereinsamung und des Rückzugs auf körperliche und seelische Beschwerden (vgl. „Konkurrenzreaktion“ in Abb. 4).

In unseren Augen ist es nur wenigen, vermutlich den Personen, die schon primär sehr stabil waren und in den Jahren nach der Haft reife Persönlichkeitsstrukturen entwickelt haben, gelungen, die nun vorhandenen sehr vielfältigen Lebens- und Arbeitsmöglichkeiten für sich zu nutzen. Sie haben sich Wünsche und Träume erfüllt und Lebensräume innerhalb der neuen Heimat erobert, die ihnen aufgrund der widrigen gesellschaftlichen Umstände, in die sie hineingeraten waren, vorher nicht zugänglich waren.

7 Entschädigung und Begutachtung von Opfern politischer Inhaftierung in der DDR

Michael Bauer

Die Erkenntnis, daß politische Inhaftierung und Folter zu schweren und lang anhaltenden psychischen Störungen führen kann, wurde erstmals aus systematischen Untersuchungen an Überlebenden der nationalsozialistischen Konzentrationslager gewonnen. Einzelfalldarstellungen und explorative Studien zeigen, daß anhaltende psychische Störungen auch bei Personen auftreten, die aus politischen Gründen in der DDR inhaftiert waren. Der Gesetzgeber in Deutschland hat 1992 mit dem „Strafrechtlichen Rehabilitierungsgesetz" (StrRehaG) ehemals politisch Inhaftierten aus der DDR besondere Ansprüche auf Versorgungsleistungen zuerkannt, wenn sie unter fortdauernden Gesundheitsschäden infolge der Haft leiden. Nach einer kurzen historischen Abhandlung über die psychiatrischen Folgen des Holocaust und den damit verbundenen gutachterlichen Problemen soll dieser Beitrag Möglichkeiten der Entschädigung aufzeigen und Leitlinien zur Begutachtung von Opfern politischer Haft in der DDR geben.

Begutachtung psychischer Folgeerkrankungen bei ehemaligen KZ-Häftlingen

Die ersten systematischen Untersuchungen über psychische Störungen nach schweren und anhaltenden Belastungssituationen durch politische Verfolgung und Haft wurden nach dem Zweiten Weltkrieg durchgeführt (10, 40, 107). Anlaß für diese Forschungstätigkeit war, daß viele der Überlebenden des Holocaust unter fortdauernden oder wiederkehrenden ausgeprägten psychischen Störungen litten. Wie inzwischen hinreichend belegt ist, handelt es sich beim Holocaust um Erlebnisse, die zu bleibenden und das ganze weitere Leben beeinträchtigenden psychischen Veränderungen geführt haben (13, 37, 39, 94, 106, 107). Ein wesentlicher Ausgangspunkt für die Untersuchung der Folgeschäden nach KZ-Haft war die Aufgabe psychiatrischer Gutachter, Entschädigungsansprüche der Betroffenen zu beurteilen. Anfänglich gestaltete sich diese Begutachtung in Deutschland jedoch schwierig, da verbindliche Maßstäbe hierfür fehlten. Nur langsam rückte man von dem vorherrschenden somatischen Konzept der Folgeerscheinungen nach KZ-Haft ab. Zunächst weit verbreitet war die Annahme, daß sich die schwersten Auswirkungen der Haft überwiegend in körperlichen Krankheiten wie z.B. Lungentuberkulose und Magengeschwüren äußerten. In den Anfängen der Begutachtungen zeigte sich häufig eine Diskrepanz zwischen den Sichtweisen der Betroffenen und der

Meinung der Gutachter. Während die Antragsteller die Belastungen während der Lagerhaft als Ursache ihrer psychischen Beschwerden ansahen, verneinten die begutachtenden Psychiater in – aus heutiger Sicht – kritikwürdiger Weise einen solchen Zusammenhang und betrachteten andere Faktoren als entscheidend für die anhaltenden Symptome, wie z.B. bereits vor der Haft bestehende neurotische Fehlhaltungen. Erst als die ersten wissenschaftlichen Untersuchungen veröffentlicht wurden, änderte sich die Begutachtungspraxis (107). Weiter anzumerken ist, daß es anfänglich eine erhebliche Diskrepanz zwischen Deutschland und anderen europäischen Ländern in der Begutachtung gab. Verschiedene Autoren bemerkten, daß andere europäische Gutachter, z.B. aus Norwegen oder den Niederlanden, weniger Probleme als die deutschen Kollegen damit hatten, die KZ-Haft als ätiologischen Faktor für psychische Störungen anzuerkennen (40). In Norwegen kam es gar zu einer Umkehr der Beweislast dahingehend, daß der Gutachter nachweisen mußte, daß eine vorgebrachte Störung eines ehemaligen KZ-Insassen definitiv *nicht* von der Haft herrührte (40, 107). Die historischen, gesellschaftlichen und psychologischen Ursachen für diese inadäquaten Begutachtungen mögen vielfältig und z.T. auch noch ungeklärt sein, festzuhalten aber ist, daß die deutsche Begutachtungspraxis hinsichtlich psychischer Störungen bei Holocaust-Überlebenden erst sehr spät begann, dem Stand des medizinischen Wissens zu entsprechen.

Gesetzliche Grundlagen für die Entschädigung psychischer Erkrankungen infolge politischer Inhaftierung in der DDR

In empirischen Studien über psychische Störungen bei Übersiedlern und Flüchtlingen aus der DDR fanden sich psychische Störungen, die in Zusammenhang mit belastenden Lebenssituationen in der DDR zu sehen waren, wie z.B. Stellung eines Ausreiseantrags und politische Haft (16, 17, 111, 112, 114; siehe auch Kapitel 4). Die psychischen Störungen bei politischen Häftlingen aus der DDR lassen sich mit den in der wissenschaftlichen Literatur beschriebenen posttraumatischen Syndromen vergleichen, wobei die Ausprägung der Symptomatik in der Regel nicht so stark ist, wie es zum Beispiel bei Überlebenden von Konzentrationslagern beschrieben wurde (40, 97).

Bereits vor dem heutigen Rehabilitationsgesetz von 1992 bestand durch das Häftlingshilfegesetz (HHG) die Möglichkeit, die psychischen Erkrankungen aufgrund der Verfolgung durch den Staatssicherheitsdienst zu entschädigen. Laut Peters ist es jedoch in der Praxis aus nicht bekannten Gründen selten dazu gekommen (108). Die Frage der Entschädigungspflicht hat nun neue Aktualität dadurch gewonnen, daß das wahre Ausmaß der Unterdrückung und Verfolgung durch den Staatssicherheitsdienst und anhaltende seelische Belastungen der Betroffenen erst nach der deutschen Wiedervereinigung 1989 in vollem Umfang zu Tage traten. Als Reaktion darauf hat der Gesetzgeber in Deutschland vor kurzem die Voraussetzungen geschaffen, daß ehemals politisch Inhaftierte in der DDR besondere Ansprüche auf Versorgungsleistungen haben, wenn sie unter fortdauernden Gesundheitsschäden infolge der Haft leiden. Artikel 17 des Einigungsvertrages zwischen den beiden deutschen

Staaten DDR und BRD enthielt den Auftrag an den gesamtdeutschen Gesetzgeber, eine gesetzliche Grundlage dafür zu schaffen, daß *„alle Personen rehabilitiert werden können, die Opfer einer politisch motivierten Strafverfolgungsmaßnahme oder sonst einer rechtsstaats- und verfassungswidrigen gerichtlichen Entscheidung geworden sind“*. Diesem Auftrag kam der Gesetzgeber nach und verabschiedete das 1992 in Kraft getretene Strafrechtliche Rehabilitierungsgesetz (StrRehaG)[1]. § 1 des Gesetzes regelt, daß *„rechtstaatswidrige Entscheidungen der DDR aufzuheben sind, soweit sie mit wesentlichen Grundsätzen einer freiheitlichen rechtsstaatlichen Ordnung unvereinbar sind, insbesondere weil die Entscheidung politischer Verfolgung gedient hat“*. Dies gilt in der Regel für Verurteilungen nach den folgenden Vorschriften: Landesverräterische Nachrichtenübermittlung, Staatsfeindlicher Menschenhandel, Staatsfeindliche Hetze, ungesetzliche Verbindungsaufnahme, ungesetzlicher Grenzübertritt, Boykotthetze, landesverräterische Agententätigkeit, Wehrdiensterziehung und Wehrdienstverweigerung (StrRehaG, § 1).

Das Strafrechtliche Rehabilitierungsgesetz (StrRehaG) regelt in § 21, Absatz (1) u.a., daß *„ein Betroffener, der infolge der Freiheitsentziehung eine gesundheitliche Schädigung erlitten hat, wegen der gesundheitlichen und wirtschaftlichen Folgen dieser Schädigung auf Antrag Versorgung erhält. Gemäß § 21 Absatz (5) kommt es regelmäßig darauf an, daß jedenfalls die Wahrscheinlichkeit des ursächlichen Zusammenhangs zwischen Freiheitsentziehung und Gesundheitsstörung nachgewiesen ist.“*

Dies bedeutet, daß in den nächsten Jahren vermutlich mit einer großen Zahl von Begutachtungen zu rechnen ist, weil in jedem Einzellfall die Beschwerden durch Untersuchung festgestellt werden müssen und der ursächliche Zusammenhang mit der Inhaftierung dargelegt werden muß. Darunter werden einfache aber auch schwierige Fälle sein, die den mit der speziellen Problematik nicht vertrauten Gutachter vor Probleme stellen können. Bevor nun einige Empfehlungen zur Begutachtungspraxis gegeben werden, soll die Darstellung eines Falles die Problematik der Begutachtung politischer Häftlinge aus der DDR etwas anschaulicher und verständlicher machen.

Gutachten

Im Auftrag des Landesversorgungsamtes sollte entschieden werden, ob die politische Inhaftierung des 34jährigen Antragstellers als Auslöser der derzeitigen Beschwerden angesehen werden kann. Ein erstes nervenärztliches Gutachten vor vier Jahren hatte bereits zu einer Rente auf Zeit geführt und eine erneute Begutachtung vor deren Ablauf verlangt.

Der Antragsteller absolvierte nach dem Abschluß der Hauptschule eine Ausbildung zum Chemiefacharbeiter bei der Nationalen Volksarmee der DDR. In zunehmendem Maße habe er sich vom Staat eingeengt gefühlt und sei immer häufiger in politische Diskussionen mit Vorgesetzten verwickelt

[1] Gesetz über die Rehabilitierung und Entschädigung von Opfern rechtsstaatswidriger Strafverfolgungsmaßnahmen im Beitrittsgebiet vom 29. Oktober 1992 – BGB1, S. 1814.

gewesen. Am meisten hätten ihn die fehlende Meinungsfreiheit und das Reiseverbot in den Westen geärgert. Aus einer allgemeinen Unzufriedenheit heraus unternahm er 1977 mit Freunden den ersten Fluchtversuch über die Grenze, der jedoch mißglückte und zu einer ersten, zwölfmonatigen Inhaftierung in einem Gefängnis des Staatssicherheitsdienstes führte. Diese Haft habe er gut und ohne gesundheitliche Probleme überstanden. Auch die Tatsache, daß er nach der Entlassung ein Berufsverbot erhielt und von den Behörden als Hilfsarbeiter eingesetzt wurde, habe ihn nicht beeinträchtigt. Nachdem ein gemeinsam mit seiner Ehefrau mehrfach gestellter Ausreiseantrag abgelehnt wurde, unternahm er 1986 einen erneuten Fluchtversuch. Da auch dieser scheiterte, wurde er wieder, diesmal für neun Monate, bis zum „Freikauf" durch die Bundesrepublik wegen „versuchter Republikflucht" inhaftiert. Zu Beginn sei er für drei Monate in Isolierhaft gewesen; der einzige Kontakt habe während dieser Zeit mit Mitarbeitern des Staatssicherheitsdienstes bestanden, die ihn fast täglich bis zu zwölf Stunden am Tag verhörten und versucht hätten, mittels des Angebotes einer Ausreisegenehmigung Auskünfte über Arbeitskollegen zu erpressen. Als sehr belastend habe er auch das Angebot einer sofortigen Ausreise erlebt, falls er sich scheiden und Frau und Kind in der DDR zurück ließe, weiter eine zeitweise völlige Kontaktsperre zur Familie, eine Essensreduktion bei Aussageverweigerung sowie den Umgang mit dem Wachpersonal, den er als schikanös bezeichnete. Die Unsicherheit über den Entlassungszeitpunkt, über die Zukunft nach Entlassung und über das Schicksal seiner Familie habe ihn ebenfalls sehr belastet. Während der Isolierhaft habe er erstmals in seinem Leben unter Angstzuständen, Alpträumen und depressiven Verstimmungen gelitten, die dann nach zwischenzeitlicher Besserung in der Haft, in den ersten Wochen nach Ankunft (ohne Familie) im Aufnahmelager in West-Berlin 1988 verstärkt auftraten und zu ersten ambulanten nervenärztlichen Behandlungen führten. Im Vordergrund hätten depressive Verstimmungen mit Suizidgedanken gestanden; über sein Leben habe er nur noch negativ gedacht, sich leer und antriebslos gefühlt. Er habe das Gefühl gehabt, *„das Recht zu leben verwirkt zu haben"*. 1989 habe er einen ersten Suizidversuch unternommen, 1990 und 1993 zwei weitere. Regelmäßgige ambulante und zwei stationäre Behandlungen hätten nur kurzzeitige Besserungen erbracht.

Nach zwischenzeitlichen Hilfsarbeiten absolvierte er 1989 eine Umschulung zum Programmierer, die er jedoch wegen o.g. Beschwerden nach einem Jahr abbrechen mußte. Von seiner Frau, die einige Monate nach ihm mit dem Kind ausreisen durfte, wurde er 1992 geschieden. Als Grund für die Trennung sieht er retrospektiv seine Unfähigkeit, sich nach der Haftentlassung *„auf die Familie einzustellen"* und seine depressiven Verstimmungen mit einer Tendenz zum *„Einigeln"*. Seit 1990 lebte er von einer Zeitrente; seit einem Jahr gehe er nur noch unregelmäßig zum Hausarzt.

Bei der Exploration wurden folgende Symptome genannt: Alpträume, die häufig von Szenen aus der Haft handeln, Schlafstörungen, Kopfschmerzen (an drei bis vier Tagen pro Woche), Panikattacken mit Schweißausbrüchen und Zittern, die regelmäßig beim Anblick von uniformierten Personen auftreten, Angstzustände und unabwendbare Erinnerungen bei der Wahrnehmung bestimmter Gerüche, die er aus der Haftanstalt kenne, plötzlich, „wie aus heiterem Himmel“ auftretende depressive Verstimmungen mit Lust- und Antriebslosigkeit. Er beschrieb eine Unfähigkeit, das Gebiet der früheren DDR allein zu betreten und Behördengänge allein zu absolvieren; er vermeide die Konfrontation mit Medienberichten über politische Themen, die die frühere DDR betreffen (schalte zum Beispiel das Fernsehen aus, wenn eine Reportage darüber kommt), sei leicht reizbar, vergeßlich und unkonzentriert, habe kein Interesse mehr an Kontakten zu anderen Menschen, lebe seit der Haftentlassung mehr oder weniger völlig isoliert. Zudem schilderte er einen Verlust des Interesses an beruflichen und sozialen Aktivitäten. Ein Bedürfnis nach Partnerschaft oder Sexualität bestehe nicht mehr.

Die Beschwerden wurden monoton und mit gesteigertem Redefluß vorgetragen. Auffällig war eine verminderte affektive Modulationsfähigkeit bei subdepressiver Stimmungslage.

Gutachtenbeurteilung

Es handelt sich um eine posttraumatische Belastungsstörung, deren Symptomatik während der zweiten Inhaftierung einsetzte und seit der Entlassung einen chronischen Verlauf nimmt. Bei der Erhebung der biographischen Anamnese fand sich kein Anhalt für vor der Haft bestehende neurotische Fehlhaltungen oder auffällige Persönlichkeitsmerkmale. Die detailliert geschilderten und als traumatisch erlebten Schikanen und Bedingungen während der Haft deckten sich mit denen, die von anderen politischen Häftlingen aus der DDR geschildert wurden. Das klinische Beschwerdebild beinhaltete z. T. charakteristische PTSD-Symptome, die auch im Vorgutachten in vergleichbarer Weise vorgebracht wurden. Es bestand ein eindeutiger zeitlicher Zusammenhang zwischen der Inhaftierung und der Entwicklung der psychopathologischen Symptomatik.

Leitlinien und Empfehlungen zur Begutachtung politisch Inhaftierter aus der DDR

Welche Konsequenzen ergeben sich nun aus den bisherigen Forschungsergebnissen für die Begutachtung psychischer Störungen nach politischer Haft in der DDR? Wir haben mit Hilfe unserer Erfahrungen, die wir mit politischen Häftlingen im Rahmen von empirischen Studien und Gutachtenfällen gewonnen haben, einige Leitlinien und Empfehlungen für die Begutachtungspraxis von politischen Häftlingen aus der DDR aufgestellt (18). Im folgenden sind einige Punkte aufgeführt, die als Grundlage einer Begutachtung herangezogen werden können, ohne eine praktische Anweisung für jeden Einzelfall darzustellen:

1. Zunächst sollte detailliert exploriert werden, welche Hafterfahrungen der Betroffene gemacht hat. Zwar kann grundsätzlich nach allem, was wir heute über die politische Inhaftierung in der DDR wissen, davon ausgegangen werden, daß sie in der Regel ein ausreichend starkes Trauma darstellt, um zu psychischen Störungen führen zu können; das Ausmaß der Belastungen hat aber doch sehr variiert. So unterscheiden sich nicht nur die Dauer der Inhaftierung

insgesamt und ggf. auch der Einzelhaft, sondern auch die objektiven Bedingungen in dieser Zeit, u.a. in Abhängigkeit von der Art des Gefängnisses und dem Zeitpunkt der Haft. Neben diesen objektiven Bedingungen ist zu prüfen, wie die Betroffenen diese subjektiv erlebt haben, welche Aspekte in welcher Weise bedrohlich waren, wie sie damals unmittelbar reagierten, und in welchem Maße sie sich hilflos ausgesetzt fühlten oder doch von Hoffnung gestützt waren. Gerade die Exploration subjektiv belastender Momente kann jedoch sehr schwierig sein, weil einige Patienten bei der Schilderung ihrer Erlebnisse besonders starke oder auffallend geringe emotionale Reaktionen zeigen, was zum Teil Ausdruck der anhaltenden psychischen Folgestörung ist.

2. Obwohl die Korrelationen zwischen der objektiv feststellbaren Schwere eines Traumas und der Ausprägung einer nachfolgenden psychischen Störung relativ gering sind, sollten Dauer und Schweregrad des Traumas berücksichtigt werden. Unsere Erfahrung hat gezeigt, daß es eine grundsätzliche Tendenz gibt, daß länger andauernde und stärkere Belastungen mit einer größeren Auftrittshäufigkeit psychischer Folgestörungen bzw. mit ausgeprägteren und länger anhaltenden Störungen verbunden sind. Bis zu einem gewissen Grad können aber auch schwerwiegende traumatische Erlebnisse bei einigen Menschen ohne psychische Folgeschäden bleiben, während bei anderen Personen auch relativ geringe Belastungen mit anhaltenden Folgeschäden verbunden sein können. Diese Unterschiede im Auftreten und im Verlauf posttraumatischer Störungen sind nach dem derzeitigen Erkenntnisstand kaum durch vor der Belastung bestehende Persönlichkeitsmerkmale des Betroffenen erklärbar.

3. Festzustellen ist dann der zeitliche Zusammenhang zwischen der Hafterfahrung und dem Auftreten bzw. Verlauf der Symptomatik. Dabei ist zu berücksichtigen, daß sich die Störungen sowohl bereits während der Haft als auch nach der Entlassung oder erst später durch Exposition mit spezifischen Stimuli, die an das Trauma erinnern, entwickeln können. Heute kann als hinreichend belegt gelten, daß psychische Folgeschäden nach traumatischen Erlebnissen auch nach einer längeren und ggf. sogar teilweise oder vollständig symptomfreien Latenzzeit – im Einzelfall bis zu Jahrzehnten – auftreten können. Für eine Aussage darüber, wie häufig solche Verläufe sind, gibt es wiederum keine empirische Grundlage, lediglich ihr grundsätzliches Vorkommen ist gesichert. Es sollte jedoch davon ausgegangen werden, daß sich für ein Auftreten oder eine deutliche Verschlimmerung nach einer Latenzzeit auslösende Bedingungen finden lassen. Auslösende Wirkung hat vielfach der Wegfall einer bisherigen Kompensationsmöglichkeit. So kann z.B. ein Auslöser dann gegeben sein, wenn die Person einer Situation oder Ereignissen ausgesetzt ist, die in besonderer Weise an die frühere Hafterfahrung erinnern oder dieser ähneln. Eine solche Exposition kann auch bei sonst unveränderter Lebenssituation die bis dahin ausreichenden Kompensationsmöglichkeiten überfordern und zu einer ausgeprägten und eventuell auch anhaltenden posttraumatischen Störung führen. Der Erkenntnis, daß sich posttraumatische Störungen mit einer zeitlichen Latenz zum Trauma ausbilden können, wurde im DSM IV (6) in der Weise Rechnung getragen, daß eine Zusatzkodierung bei einem verzögerten Einsetzen der Symptomatik nach mehr als sechs Monaten erfolgen kann. Falls sich zeigt, daß der Beginn der Beschwerden vor der

Haft lag, sollte geprüft werden, ob sich die Symptome im Zusammenhang mit politischer Benachteiligung und Bespitzelung oder nach der Stellung eines Ausreiseantrags entwickelt haben.

4. Gerade die Frage, ob es beim Antragsteller bereits vor der Haft psychische Auffälligkeiten gab, kann im Einzelfall schwierig sein und gegebenenfalls fremdanamnestische Erhebungen erforderlich machen. Lassen sich Hinweise für vor dem Trauma bestehende psychische Auffälligkeiten finden, so sollte untersucht werden, ob sich die Beschwerden, die bereits vor der Haft bestanden, von den aktuellen Beschwerden qualitativ und quantitativ unterschieden haben. Befunde die zeigen, daß sich vor der Haft bestehende Beschwerden deutlich von den aktuellen Beschwerden unterschieden, oder daß die Beschwerden quantitativ in oder nach der Haft deutlich zugenommen haben, würden auf einen ursächlichen Zusammenhang hindeuten. In dem Falle, daß der Antragsteller vor der Haft keinerlei psychische Beschwerden hatte, ist die Haft als ätiologischer Faktor anzunehmen.

5. Auch wenn – wie schon gesagt wurde – die PTSD nicht die einzige und vielleicht nicht einmal die häufigste psychische Störung infolge politischer Haft in der DDR darstellt, so kommen einige ihrer Symptome doch bei den meisten der Betroffenen in mehr oder minder ausgeprägter Form vor. Der Gutachter sollte deshalb gezielt nach den typischen und zum Teil sehr spezifischen Symptomen für die posttraumatische Belastungsstörung fragen, die sowohl im DSM IV als auch in der ICD 10 vorgegeben sind. Zu diesem Zweck hat sich der PTSD-Fragebogen nach Watson et al. (130) bewährt, der die einzelnen Symptome der diagnostischen Kategorien in Form eines strukturierten Interviews erfragt. Gerade die PTSD-Kriterien B (ständiges Wiedererleben des traumatischen Erlebnisses) und C (Vermeidung von Stimuli, die mit dem Trauma in Verbindung stehen) sind recht spezifisch und weisen auf einen ätiologischen Zusammenhang mit den früheren belastenden Erfahrungen hin. Neben den Kriterien B und C ist das Kriterium D zu prüfen, das die (weniger spezifischen) Symptome eines erhöhten Erregungsniveaus beschreibt. Im DSM IV werden Ein- und Durchschlafstörungen, Reizbarkeit oder Wutausbrüche, Konzentrationsschwierigkeiten, Hypervigilanz und übertriebene Schreckreaktionen aufgeführt (siehe auch Kapitel 1).

6. Unabhängig von der genauen Art der gegenwärtig anhaltenden oder wiederkehrenden Beschwerden ist zu analysieren, durch welche Situationen die Symptomatik zur Zeit ausgelöst oder verstärkt wird. Ein deutlicher Hinweis für den posttraumatischen Charakter einer Störung ist dann gegeben, wenn diese auslösenden oder verstärkenden Situationen in spezifischem inhaltlichen Zusammenhang mit den damaligen Belastungssituationen stehen, z.B. wenn sich Angstsymptome beim Anschauen von Fernsehsendungen über die ehemalige DDR oder – etwas weniger spezifisch – bei einer Konfrontation mit autoritär auftretenden Behörden verstärken.

7. Zu fragen ist nicht nur nach den Symptomen einer PTSD, sondern auch einer andauernden Persönlichkeitsveränderung nach Extrembelastung, wie sie im ICD 10 definiert wird. Dies ist besonders dann von großer Bedeutung, wenn es sich um lang andauernde Störungen handelt. Als Merkmale sind im ICD 10 eine feindliche oder mißtrauische Haltung der Welt gegenüber, sozia-

ler Rückzug, Gefühle der Leere oder Hoffnungslosigkeit, ein chronisches Gefühl von Nervosität wie bei ständigem Bedrohtsein und Entfremdung aufgeführt. Diese Kriterien sind weniger eindeutig operationalisiert als die Kriterien für PTSD und überschneiden sich mit diesen zum Teil. Ist eines oder sind mehrere Kriterien davon erfüllt, ist dies ein Hinweis dafür, daß das frühere traumatische Erleben zu anhaltenden psychischen Folgestörungen geführt hat, auch wenn die Diagnose einer andauernden Persönlichkeitsveränderung nach Extrembelastung selbst nicht gestellt wird.

8. Ein Zusammenhang zwischen der Inhaftierung und der Entwicklung einer psychischen Störung kann auch dann bestehen, wenn er vom Antragsteller nicht oder nur begrenzt gesehen wird. Vergleichbare Erfahrungen haben die Gutachter bei vielen Holocaust-Überlebenden gemacht (40, 107). Nach unseren Erkenntnissen ist auch das Fernbleiben oder das Abbrechen ärztlicher Behandlungen kein Befund, der dem Antragsteller in irgendeiner Weise nachteilig ausgelegt werden kann. Es sei daran erinnert, daß sozialer Rückzug und die Unfähigkeit, Beziehungen aufrechtzuerhalten oder neue aufzubauen (darunter fallen auch Beziehungen zum Arzt), typische PTSD-Symptome sind.

9. Schließlich sei angemerkt, daß es nach den bisher vorliegenden empirischen Untersuchungen keine Belege dafür gibt, daß die politische Inhaftierung in der DDR zu Psychosen oder Abhängigkeitserkrankungen geführt hat. Kritisch sei hier jedoch auf die relativ geringe Fallzahl unserer Untersuchung hingewiesen, denn es ist in der Literatur sehr wohl beschrieben, daß sogenannte „Haftpsychosen" während einer Inhaftierung bei bislang nicht Erkrankten auftreten können. Bei Kriegsveteranen aus Vietnam mit chronischen PTSD-Syndromen kam es häufig zur Entwicklung von sekundären Drogen- und Alkoholabhängigkeiten (10). Wir vermuten deshalb, daß bei Vorliegen einer Psychose oder einer Abhängigkeitserkrankung ein Zusammenhang im Einzelfall bestehen kann, ohne daß die bisherige Forschung hierfür systematische empirische Befunde geliefert hat. Ungeklärt ist zur Zeit, ob während der Haft in Einzelfällen Drogen verabreicht wurden, die auch andauernde bzw. wiederkehrende psychotische Erkrankungen induzieren könnten. Trotz verschiedener Verdachtsmomente aufgrund glaubhafter Einzelfallberichte in dieser Richtung liegt unseres Wissens zum gegenwärtigen Zeitpunkt kein eindeutiger Beleg hierfür vor.

Anhaltspunkte der Versorgungsämter für die gutachterliche Beurteilung psychischer Folgen von Traumen

Die in den letzten Jahren hinzugewonnenen wissenschaftlichen Erkenntnisse über posttraumatische Belastungsstörungen haben dazu geführt, daß das Bundesministerium für Arbeit und Sozialordnung seine Anhaltspunkte für die Gutachtertätigkeit der Versorgungsämter geändert hat (26). Im Februar 1995 wurden im Bundesarbeitsblatt die Richtlinien für die ärztliche Gutachtertätigkeit zur Beurteilung psychischer Traumen wie folgt formuliert:

71 Folgen psychischer Traumen:

(1) Durch psychische Traumen bedingte Störungen kommen sowohl nach langdauernden psychischen Belastungen (z. B. in Kriegsgefangenschaft, in rechtsstaatswidriger Haft in der DDR) als auch nach relativ kurzdauernden Belastungen (z. B. bei Geiselnahme, Vergewaltigung) in Betracht, sofern die Belastungen ausgeprägt und mit dem Erleben von Angst und Ausgeliefertsein verbunden waren. Bei der Würdigung der Art und des Umfangs der Belastungen ist also nicht nur zu beachten, was der Betroffene erlebt hat, sondern auch, wie sich die Belastungen bei ihm nach seiner individuellen Belastbarkeit und Kompensationsfähigkeit ausgewirkt haben. Die Störungen können nach ihrer Art, Ausprägung, Auswirkung und Dauer verschieden sein: Sie können kurzfristigen reaktiven Störungen mit krankheitswertigen (häufig depressiven) Beschwerden entsprechen; bei einer Dauer von mehreren Monaten bis zu ein bis zwei Jahren sind sie in der Regel durch Symptome der posttraumatischen Belastungsstörung charakterisiert, ohne diagnostisch auf diese begrenzt zu sein; sie können gelegentlich auch nach einer Latenzzeit auftreten. Anhaltend kann sich eine Chronifizierung der vorgenannten Störungen oder eine Persönlichkeitsänderung (früher erlebnisbedingter Persönlichkeitswandel) mit Mißtrauen, Rückzug, Motivationsverlust, Gefühl der Leere und Entfremdung ergeben. Anhaltende Störungen setzen tief in das Persönlichkeitsgefüge eingreifende und in der Regel langdauernde Belastungen voraus.

(2)Bei länger anhaltenden Störungen und chronisch verlaufenden (auch „neurotisch" genannten) Entwicklungen ist zu prüfen, ob die Schädigungsfaktoren fortwirken oder schädigungsunabhängige Faktoren für die Chronifizierung verantwortlich sind . . .

Gesetz über die Rehabilitierung und Entschädigung von Opfern rechtsstaatswidriger Strafverfolgungsmaßnahmen im Beitrittsgebiet vom 29. Oktober 1992 - BGB1, S. 1814.

Abschließende Betrachtung

Der Gesetzgeber in Deutschland hat 1992 das „Strafrechtliche Rehabilitierungsgesetz" (StrRehaG) verabschiedet, das ehemals politisch Inhaftierten aus der DDR besondere Ansprüche auf Versorgungsleistungen zuerkennt, wenn sie unter fortdauernden Gesundheitsschäden infolge der Haft leiden. Deshalb wird sich der psychiatrische Gutachter in den kommenden Jahren vermutlich häufiger mit der Frage befassen müssen, ob ein Antragsteller eine psychische Schädigung infolge der Freiheitsentziehung in der DDR erlitten hat. Der Gutachter wird mit unterschiedlichen Fällen und Sichtweisen der Betroffenen konfrontiert werden. Nicht nur im Hinblick auf die geschilderten historischen Erfahrungen nach dem Holocaust in Deutschland empfehlen wir im Zweifelsfall eher eine Entscheidung für den Antragsteller zu treffen als ihn abzulehnen. Die Geschichte der KZ-Begutachtungen hat gezeigt, daß viele der Betroffenen durch inadäquate Gutachten gleichsam doppeltes Unrecht erlitten. Die dargestellten Leitlinien für die Begutachtung psychischer Störungen nach politischer Haft in der DDR sollten zukünftig modifiziert werden, wenn aus der Forschung neue Erkenntnisse über posttraumatische Störungen gewonnen werden.[1]

---

1 Kürzlich wurde die Thematik der Begutachtung nach politischer Haft und Gefangenschaft in einem Schwerpunktheft der Zeitschrift „Der medizinische Sachverständige" (Med Sach 92, Januar/Februar, 1996) aufgegriffen.

8 Therapeutische Arbeit mit ehemaligen politischen Inhaftierten aus der DDR. Erfahrungen des Berliner Behandlungszentrums für Folteropfer

Christian Pross und Doris Denis

Das Behandlungszentrum für Folteropfer in Berlin ist eine Einrichtung, die Opfern politischer Verfolgung und Folter medizinische und psychotherapeutische Hilfe anbietet. Seit Bestehen des Zentrums (1992) nehmen auch Betroffene politischer Repression in der DDR diese Versorgungsangebote in Anspruch. Nach einer kurzen Darstellung der Arbeit des Behandlungszentrums werden in diesem Beitrag die Besonderheiten in der psychosozialen Arbeit mit ehemaligen politischen Häftlingen aus der DDR thematisiert. Ein Fallbeispiel soll die Belastungen durch die staatlichen Repressalien und die daraus resultierenden psychischen Beschwerden illustrieren. Abschließend wird die therapeutische Bedeutung gesellschaftlicher Maßnahmen für Betroffene politischer Repression in der DDR diskutiert.

Das Behandlungszentrum für Folteropfer in Berlin

Seit der Eröffnung des Behandlungszentrums für Folteropfer in Berlin im Januar 1992 haben sich 60 Patienten aufgrund psychischer Störungen infolge politischer Repressalien in der DDR in die dortige Behandlung begeben. Jährlich nehmen etwa 200 Patienten aus verschiedenen Ländern die Hilfe des interdisziplinären Teams aus 14 Mitarbeitern in Anspruch.

Mit jedem Betroffenen politischer Verfolgung und Folter, der sich an das Behandlungszentrum wendet, führt ein Aufnahmeteam ein Gespräch und entscheidet anschließend, ob er im Behandlungszentrum die Hilfe bekommen kann, die er benötigt. Bis die Betroffenen politischer Verfolgung dann eine Therapie anfangen können, dauert es durchschnittlich jedoch mehrere Monate, so lang ist inzwischen die Warteliste. Patienten, die direkt eine Therapie beginnen wollen und die Anspruch auf einen vollen Krankenversicherungsschutz haben, können teilweise an niedergelassene Ärzte und Psychologen überwiesen werden, mit denen das Behandlungszentrum zusammenarbeitet. Menschen, bei denen ambulante Hilfe als nicht ausreichend angesehen wird, empfehlen die Mitarbeiter eine stationäre Behandlung und weisen die Patienten in die entsprechende Fachabteilung eines Krankenhauses ein.

Von den Betroffenen, die im Behandlungszentrum eine Therapie beginnen, bleiben über die Hälfte, nämlich 57%, länger als neun Monate in Behandlung.

Zuerst wird bei diesen Patienten eine medizinische Anamnese erhoben, um organische Schäden zu erkennen und zu behandeln. Daneben wird den Patienten Gestalttherapie, Verhaltenstherapie, Hypnose, Familientherapie, Psychodrama und Kunsttherapie angeboten. Welche Therapie vorgeschlagen wird, hängt von zahlreichen Faktoren ab. Fällt es Betroffenen z.B. schwer, ihre Foltererfahrungen zu verbalisieren, so haben sie die Möglichkeit, ihre Erlebnisse und Gefühle in der Kunsttherapie anhand von Bildern auszudrücken. Stehen bei den Symptomen Ängste, besonders in Situationen, die an die Haft erinnern, im Vordergrund, so wird verhaltenstherapeutisch gearbeitet. Die 20

Tabelle 1. Übersicht über die 2o häufigsten Beschwerden aus insgesamt 41 Auswahlitems, die von Patienten der Jahre 1992 und 1993 genannt wurden (N= 212; Mehrfachnennungen möglich; Jahresstatistik 1993)

Psychische Beschwerden	Anzahl der Patienten	Anteil der Patienten in %
Schlafstörungen	117	55,2
depressive Verstimmung	111	52,4
Ängste	94	44,3
Alpträume	94	44,3
Konzentrationsstörungen	78	36,8
belastende Gedanken	71	33,5
Stimmungsschwankungen	55	25,9
chronische Verspannungen	54	25,5
Vergeßlichkeit	52	24,5
Trauer	49	23,1
Lustlosigkeit	48	22,6
Aggressionsgefühle	48	22,6
Mißtrauen	46	21,7
Gedächtnisstörungen, Kurzzeit	43	20,3
Kommunikationsstörungen	40	18,9
Selbstunsicherheit	38	17,9
Wertlosigkeitsgefühl mit körperl. Stigma	37	17,5
Vermeidungsverhalten	36	17,0
Schamgefühle	36	17,0
Selbstmordgedanken	32	15,1

häufigsten Beschwerden, mit denen sich Patienten (N=212) 1992 und 1993 an das Behandlungszentrum gewandt haben, sind in Tabelle 1 aufgeführt.

Häufig arbeiten die Mitarbeiter, die nicht selten über verschiedene therapeutische Ausbildungen verfügen, eklektisch, integrieren also mehrere Therapiemethoden in ihre Behandlung. Schwere psychische Störungen werden zusätzlich medikamentös behandelt.

Das Behandlungszentrum bietet auch verschiedene körperorientierte Methoden wie Krankengymnastik, Massage, Entspannungsübungen und konzentrative Bewegungstherapie an. Zusätzlich werden die Patienten bei Fragen des Asyl- und Aufenthaltsrechts, der Heimunterbringung und der Sozialhilfe von Sozialarbeitern beraten.

Viele Betroffene aus anderen Kulturkreisen sind vor allem zu Beginn mißtrauisch gegenüber den therapeutischen Angeboten. Sie haben Vorbehalte gegenüber der Psychotherapie, die mit dem Stigma verbunden ist, verrückt zu sein. Dazu kommt, daß sie aufgrund ihrer traumatischen Erfahrungen nur wenig Vertrauen in andere Menschen haben, also auch gegenüber dem Therapeuten sehr mißtrauisch sind. Aus diesem Grund kann es sehr lange dauern, bis ein Patient über seine Erlebnisse und sein psychisches Leiden spricht.

Auch die ehemaligen Inhaftierten aus der DDR sind, wie an anderer Stelle dieses Buches schon dargestellt wurde (vergl. Kp. 3), mißtrauisch gegenüber Ärzten und Therapeuten, wenn auch aus etwas anderen Gründen. Obwohl Verständigungsprobleme und unterschiedliche kulturelle Normen die Therapie mit ehemaligen politisch Inhaftierten aus der DDR nicht zusätzlich erschweren, gibt es bei diesen Patienten andere Besonderheiten, die den therapeutischen Prozeß komplizieren.

Therapeutische Erfahrungen mit ehemaligen politischen Inhaftierten aus der DDR

Die ehemaligen DDR-Bürger, die zum Behandlungszentrum kommen, waren unterschiedlichen Repressalien ausgesetzt. Es handelt sich etwa zur Hälfte um ältere Menschen, die nach dem Krieg in Lagern der sowjetischen Militäradministration inhaftiert waren oder in den beiden ersten Jahrzehnten nach Gründung der DDR im Jahre 1949 sehr harten Haftbedingungen ausgesetzt waren. Diese Häftlinge hatten vorwiegend körperliche Entbehrungen (unzureichende Unterbringung und Ernährung) und Mißhandlungen erfahren. Die jüngeren Patienten, die ihre Haft in der Zeit nach Abschluß des Grundlagenvertrages mit der BRD und der Ratifizierung der UNO-Menschenrechtsvereinbarungen Anfang der siebziger Jahre verbracht haben, hatten stärker unter psychologischen Repressionen zu leiden. Andere Patienten aus der DDR waren überhaupt nicht inhaftiert, wurden aber z.B. wegen eines Ausreiseantrages mit staatlichen Repressalien konfrontiert. Die Betroffenen, die sich an das Behandlungszentrum wenden, repräsentieren nur einen Teil der Menschen, die aus politischen Gründen in der ehemaligen DDR in Haft waren. Es ist ihnen möglich, sich professionelle Unterstützung zu suchen und für sich zu nutzen; viele der ehemaligen Häftlinge ziehen sich jedoch zurück und nehmen keine ärztliche oder psychologische Hilfe in Anspruch.

Etwa 80% Prozent der ehemaligen politischen Inhaftierten, die ins Behandlungszentrum kommen, zeigen die typischen Symptome der posttraumatischen Belastungsstörung. Unter schweren Depressionen leiden vor allem diejenigen, die in den Lagern der sowjetischen Militärverwaltung inhaftiert oder härteren Haftbedingungen in der DDR ausgesetzt waren. Die bei diesen Patienten diagnostizierten organischen Schäden, wie Magen-Darm-Erkrankungen, Nieren-, Gelenk- und Wirbelsäulenschäden, gehen in erster Linie auf Schwerstarbeit in der Kälte und die schlechte Ernährungssituation während der Haft zurück. Bei den Patienten, die nach 1970 aus politischen Gründen inhaftiert waren, sind körperliche Schäden wesentlich geringer. Diese Betroffenen leiden vor allen Dingen unter den Erfahrungen der Isolationshaft und den Repressionen nach der Haftentlassung, die sowohl eine berufliche als auch eine soziale Integration verhindert haben.

Nicht selten sehen sich diese Menschen auch nach der politischen Wende 1989 wieder ins gesellschaftliche Abseits gedrängt. Sie haben den Eindruck, daß man weder im Osten noch im Westen an ihnen interessiert ist und ihnen ihre Geschichte oft nicht glaubt. Suchen sie Hilfe bei Ärzten oder auch bei Behörden, stoßen sie häufig auf Ablehnung. Deshalb wollen sie sich zuerst einmal im Behandlungszentrum aussprechen. Aus dem Gefühl heraus, endlich jemanden gefunden zu haben, der sich für ihre Geschichte interessiert, bringen die Betroffenen – anders als andere Patienten des Behandlungszentrums – eine Menge schriftliche Unterlagen mit. Viele Betroffenen haben ihre Erlebnisse auf Papier gebracht und beschreiben detailliert ihre Erfahrungen während der Inhaftierung, aber auch bei welchen Behörden sie bisher Entschädigungsanträge gestellt oder Rentenansprüche angemeldet haben. Mit diesem Papierberg konfrontieren sie den Therapeuten zu Beginn der Behandlung und wünschen sich, daß dieser sich ihre schriftlichen Erfahrungsberichte durchliest. Dies kann zu Problemen führen, weil es verhindert, daß der Therapeut direkt in die therapeutische Beziehung zu dem Patienten tritt.

Nicht selten muß auch das Mißverständnis ausgeräumt werden, die Mitarbeiter des Behandlungszentrums könnten den ehemaligen politischen Inhaftierten zur Anerkennung ihrer Versorgungsansprüche verhelfen. Das Behandlungszentrum ist keine gutachterliche Institution, sondern eine Versorgungseinrichtung. Nur in Ausnahmefällen werden Gutachten im Auftrag von Sozialgerichten erstellt. Ehemalige politische Häftlinge aus der DDR, die sich in erster Linie wegen Unterstützung bei der Antragstellung oder wegen eines Gutachtens an das Behandlungszentrum wenden, werden an die Betroffenenverbände verwiesen.

Das Hauptanliegen der ehemaligen politischen Inhaftierten ist die Linderung ihrer Beschwerden. Schlafstörungen, Alpträume, Schwierigkeiten bei sozialen Kontakten, Angstzustände und Konzentrationsschwierigkeiten behindern sie in ihrem beruflichen und sozialen Alltag. Viele Betroffene haben immer noch das Gefühl, daß sie Verfolgte sind. Frühere Gewerkschaftssekretäre oder Parteifunktionäre, die heute auf dem Arbeitsamt oder einer anderen Behörde beschäftigt sind, lassen sie glauben, daß die Verbindungen des Staatssicherheitsdienstes auch weiterhin bestehen. Der Eindruck dieser Menschen, weiterhin verfolgt zu werden, ist eng mit ihren Gefühlen verbunden, klein, hilflos, isoliert und unverstanden zu sein. Die Betroffenen verharren damit weiterhin in einer Opferhaltung, obwohl die äußere reale Bedrohung nicht mehr vorhanden ist. Dies erschwert häufig die Therapie und verhindert die Besserung der Symptome. Die Opferidentität der Patienten führt dazu, daß in den therapeutischen Gesprächen von den Betroffenen immer wieder Themen wie die eigene Benachteiligung, die Ablehnung des Entschädigungsanspruchs und die Bevorzugung der Täter vor den Opfern eingebracht werden.

Andere Patienten wiederum haben sich kurz nach der Wende der Bürgerrechtsbewegung angeschlossen und waren sehr aktiv. Die anfängliche Euphorie darüber, daß die ehemaligen Verfolgten nun zu Wort kommen, daß man sich für ihre Leiden interessiert und sie die Möglichkeit haben, Veränderungen zu beeinflussen, hatte einen gewissen Selbstheilungseffekt. Einige der Patienten übten in dieser Zeit einflußreiche Funktionen aus. Diesen Betroffenen fällt es heute jedoch um so schwerer zu akzeptieren, daß dieses anfängliche Interesse nachgelassen hat und sich letztendlich weniger verändern ließ, als sie sich erhofft hatten. Sie bleiben weiterhin sehr engagiert, besuchen jede Veranstaltung über den Staatssicherheitsdienst und die politische Repression in der DDR und verfolgen alle entsprechenden Fernsehberichte. Damit zusammenhängend verschlechtern sich nicht selten ihre Symptome. Diese Patienten werden dazu ermutigt, auch einmal „Urlaub vom Thema" zu machen und auf ihre privaten Lebensressourcen wie Freunde, Hobbies, Musik oder Literatur zurückzugreifen.

Ein erster Versuch, ehemaligen politischen Inhaftierten aus der DDR durch eine Gesprächsgruppe Hilfestellung zu bieten, ist gescheitert. Anfänglich haben es die Patienten als große Entlastung empfunden, sich mit Leidensgenossen auszutauschen. Da mit der Zeit immer mehr Teilnehmer den Treffen fernblieben, wurde die Gruppe nach knapp einem Jahr aufgelöst. Man hatte bei der Zusammensetzung der Gruppenmitglieder nicht bedacht, daß die Schicksale und die Erwartungen der Teilnehmer zu unterschiedlich waren. Ehemalige nach Rußland Deportierte trafen mit ganz jungen Menschen aus der Jugendsubkultur zusammen. Die Verschiedenartigkeit der Schicksale der Betroffenen war zu groß, als daß die Gruppe auf Dauer Bestand haben konnte. Eine geplante homogenere Gesprächsgruppe von ehemaligen politischen Häftlingen aus der DDR kann jedoch eine große Hilfe darstellen, weil die meisten Patienten glauben, nur sie würden unter den Folgestörungen der traumatischen Erfahrungen leiden und sich alleine damit fühlen.

Der Fall der Familie P.[1]

Einer der ehemaligen politischen Häftlinge aus der DDR, die Hilfe im Behandlungszentrum gesucht haben, ist Herr P. Die geschilderten Erfahrungen und die Beschwerden, unter denen dieser Betroffene leidet, sind charakteristisch für die Patienten aus der DDR, die in das Behandlungszentrum kommen.

Herr P. ist 48 Jahre alt und lebt seit 1981 mit seiner Ehefrau und seinem

[1] Wir danken Dr. Ferdinand Haenel vom Berliner Behandlungszentrum für Folteropfer für die Bereitstellung des Fallbeispiels.

Sohn in West-Berlin. 1976 entschloß sich die zu jener Zeit in der DDR lebende Familie, einen Ausreiseantrag zu stellen.

Herr P. war zur damaligen Zeit als Ingenieur in einem renommierten Unternehmen in der DDR beschäftigt. Wiederholt kam es zu Konflikten mit der örtlichen SED-Bezirksleitung, weil er sich weigerte, einer Betriebskampfgruppe beizutreten. Diese Probleme sowie die Aussicht auf bessere berufliche Aufstiegsmöglichkeiten führten dazu, daß die Eheleute einen Antrag stellten, in die Bundesrepublik übersiedeln zu dürfen.

Auf den Ausreiseantrag folgten einerseits Drohungen der betrieblichen Parteileitung, auf der anderen Seite wurden Verbesserungen z.B. der Wohnsituation in Aussicht gestellt, wenn Familie P. sich entschlossen hätte, weiterhin in der DDR zu leben. Mit zunehmend repressiveren Maßnahmen versuchte man, die berufliche Qualifikation von Herrn P. für die DDR zu erhalten. Die anfänglich verdeckte Überwachung wurde nicht mehr geheimgehalten, die Gespräche bei Behörden wurden immer bedrohlicher, und Wohnungsdurchsuchungen blieben keine Ausnahme. Als Familie P. auch nach drei Jahren ihren Ausreiseantrag aufrecht erhielt, verlor der Ehemann seine Arbeitsstelle. Kurz danach wurde zuerst Herr P., drei Wochen später Frau P. inhaftiert. Der achtjährige Sohn wurde von Mitarbeitern des Staatssicherheitsdienstes auf dem Heimweg von der Schule abgefangen. Ihm sowie seinen Eltern würde angekündigt, daß er in ein Kinderheim müsse.

Während der Untersuchungshaft bestanden weder Kontakte zwischen den Eheleuten, noch zu Verwandten oder Freunden. Herr P. wurde wegen „landesverräterischer Nachrichtenübermittlung und Agententätigkeit" angeklagt. Die Vernehmungsbeamten des Staatssicherheitsdienstes versuchten ihn zu bewegen, seine Ehefrau und Verwandte als Mitwisser und Mittäter anzugeben, indem sie ihm eine Verminderung des angedrohten sehr hohen Strafmaßes versprachen. Gerade in Momenten, in denen die Vernehmer – die einzigen Menschen, zu denen der Inhaftierte während dieser Zeit Kontakt hatte – sich ihm gegenüber tröstend und ermutigend zeigten, fiel es ihm schwer, seine Familie nicht zu belasten.

Zwischen den Verhören wurde Herr P. in einer Einzelzelle untergebracht, in der sich lediglich ein Schemel und eine Pritsche befanden, die tagsüber hochgeklappt war und nur zwischen 21.00 und 5.00 Uhr benutzt werden durfte. Nachdem er zweimal verwarnt wurde, weil er sich trotz Verbotes hingelegt hatte, kam er für drei Tage in eine ständig hell beleuchtete Zelle im Keller. Dort blieb er ohne Rücksicht auf Ermüdung oder Notdurft angekettet. Als Mahlzeit erhielt er lediglich Brot, welches grün vor Schimmel war, und von Maden befallenen Käse.

Das Schlimmste während der Untersuchungshaft war für ihn, seinen täglichen körperlichen Verfall zu beobachten, und die Angst, das Gefängnis nicht mehr lebend zu verlassen. Dazu kam die Ungewißheit über das eigene Schicksal und das seiner Angehörigen.

Nachdem Herr P. mehrere Monate in der Untersuchungshaft verbracht hatte, wurde er zu viereinhalb Jahren Zuchthaus verurteilt. Nach der Urteilsverkündung riet dem Ehepaar einer der Vernehmungsbeamten aus der Zeit der Untersuchungshaft freundlich und vertrauensvoll, unbedingt Revision einzulegen. Er hielte das Strafmaß für entschieden zu hoch, und ein Revisionsverfahren in Berlin würde sicherlich zu einer Verkürzung der Strafe führen. Der Beamte verschwieg ihnen jedoch, daß ein solcher Antrag das Untersuchungsverfahren weiter aufrecht erhielt, wodurch ein eventueller Freikauf durch die bundesrepublikanischen Behörden verzögert wurde. Das scheinbare Wohlwollen des Beamten, das vom Ehepaar als erstes freundliches Beziehungsangebot seit Monaten dankbar angenommen wurde, stellte sich im nachhinein als Täuschung heraus.

Nach einem Jahr Strafhaft wurde das Ehepaar P. von den westdeutschen Behörden freigekauft und konnte in den Westen übersiedeln. Frau P. und ganz besonders Herr P. litten unter Alpträumen, Schlaflosigkeit und ständigem Wiedererinnern der Haftumstände, das vor allem durch uniformierte Polizeibeamte, enge Räume oder Gedränge in Kaufhäusern provoziert wurde. Durch die damit verbundenen Angstzustände wurde der Gang aus der Wohnung für Herrn P. zur Qual, und er zog sich immer mehr zurück. Seine Beschwerden wurden zunehmend stärker: Er war unmotiviert, in deprimierter Stimmung, konnte sich über nichts mehr freuen, fühlte sich abgestumpft und gleichzeitig gereizt. Es kam ihm so vor, als ob er seine Gefängniszelle von damals „innerlich mit sich trägt".

Nachdem Herr P. mit der Diagnose „Passagere Anpassungsstörung mit leichter vegetativer Übererregbarkeit nach Stasihaft, ausgelöst durch die Schikanen der DDR-Staatssicherheit", einige Zeit krank geschrieben war, besserten sich die Symptome im Lauf der beruflichen und gesellschaftlichen Eingliederung der Familie im Westen. Der Sohn, der entgegen den Drohungen des Staatssicherheitsdienstes nicht in ein Heim, sondern zur Großmutter kam, durfte den Eltern über die Familienzusammenführung nach einigen Monaten nachreisen.

Doch mit dem Fall der Mauer und der Vereinigung der beiden deutschen Staaten brachen die alten Ängste und Beschwerden von neuem und in einem bisher noch nicht dagewesenen Maße aus. Herr P. hat Angst, daß die früheren Verfolger immer noch, entgegen öffentlichen Angaben, gegen ihn tätig sein könnten, da nunmehr der Zugriff nach dem Westen für sie ungehindert möglich ist. Er befürchtet, daß sich unter den Beamten mit den jetzt üblichen Polizeiuniformen die Verfolger von damals verbergen könnten, und ist wütend darüber, wie wenig die Täter von damals zur Rechenschaft gezogen werden.

Therapeutische Effekte gesellschaftlicher Anerkennung für Betroffene

Bei einem Problem, das so stark mit der Politik eines Landes zusammenhängt, ist nicht nur die individuelle Therapie entscheidend. Die ehemaligen politischen Inhaftierten leiden unter der fehlenden Anerkennung ihres Leidens. Politische Entscheidungen beinhalten daher für die Betroffenen immer ein großes symbolisches Potential. Obwohl die Diskussionen darüber, ob und inwieweit sich die ehemaligen Verantwortlichen in der DDR strafbar gemacht haben, aus juristischer Sicht nachvollziehbar sind, führen sie bei den Betroffenen dazu, daß sie sich in den Hintergrund gedrängt und benachteiligt fühlen. Aus diesem Grund ist es wichtig, daß nicht nur den Tätern, sondern auch der großen Gruppe der nahezu 200.000 ehemaligen politischen Inhaftierten ein gebührender Platz in der öffentlichen Diskussion eingeräumt wird.

Einen positiven therapeutischen Effekt hat nach Erfahrungen des Behandlungszentrums die Möglichkeit der Betroffenen, in der „Gauck-Behörde" Einsicht in die eigene Akte des Staatssicherheitsdienstes zu erhalten. Einerseits machen die Patienten dort schmerzhafte Entdeckungen wie z.B. die Bespitzelung durch einen Freund oder Angehörigen, andererseits können sie einen Teil ihrer Geschichte und ihres Lebens aus der Ungewißheit und Angst herauslösen; damals Unverständliches wird dadurch verstehbar.

Ebenso haben die von den Versorgungsämtern zugebilligten Entschädigungen neben dem finanziellen Aspekt eine starke symbolische Bedeutung. Sie sind für die Betroffenen eine Bestätigung, daß man ihr Leiden ernst nimmt. Zudem kann durch die staatliche Förderung von Betroffenenverbänden signalisiert werden, daß man die Interessenvertretung dieser Menschen für wichtig erachtet. Der dadurch mögliche Austausch unter ehemaligen Leidensgenossen ist auch therapeutisch sinnvoll. Bei den Patienten des Behandlungszentrums, die in einer Häftlingsorganisation engagiert sind, ist zu beobachten, daß die gegenseitige Hilfe und der Austausch mit Gleichgesinnten als Stütze und Halt erlebt werden.

Unbedingt notwendig erscheint es – und dies nicht nur als Signal der Anerkennung – entsprechende psychosoziale Beratungsstellen einzurichten und von staatlicher Seite zu unterstützen. Adäquate Hilfe ist für die meisten politischen Inhaftierten aus der DDR nicht gegeben, besonders wenn sie in den neuen Bundesländern nach entsprechenden Einrichtungen Ausschau halten. Es ist nicht sinnvoll, daß Patienten aus Bautzen, Magdeburg oder Erfurt zur therapeutischen Behandlung z.B. nach Berlin anreisen müssen. Nur wenige Ärzte und Psychologen sind mit psychischen Folgestörungen, die mit politischer Inhaftierung in der DDR verbunden sein können, vertraut, und darin unterscheiden sich die professionellen Helfer in den neuen und alten Bundesländern nicht voneinander. Es ist eine gesellschaftliche Aufgabe, für die nicht geringe Zahl von Betroffenen eine angemessene Behandlung zu gewährleisten.

Immer wieder treten Patienten an das Behandlungszentrum für Folteropfer mit der Erwartung heran, bei der gesellschaftlichen Anerkennung und ihren Entschädigungsforderungen Unterstützung zu finden. Die Aufgabe der Ärzte und Psychologen des Zentrums besteht jedoch in der Behandlung der psychischen Folgewirkungen der traumatischen Erfahrungen. Es würde die Therapie wesentlich erleichtern, wenn die zusätzlichen Kränkungen der Patienten durch die mangelnde gesellschaftliche Anerkennung ihrer Leiden wegfallen würden.

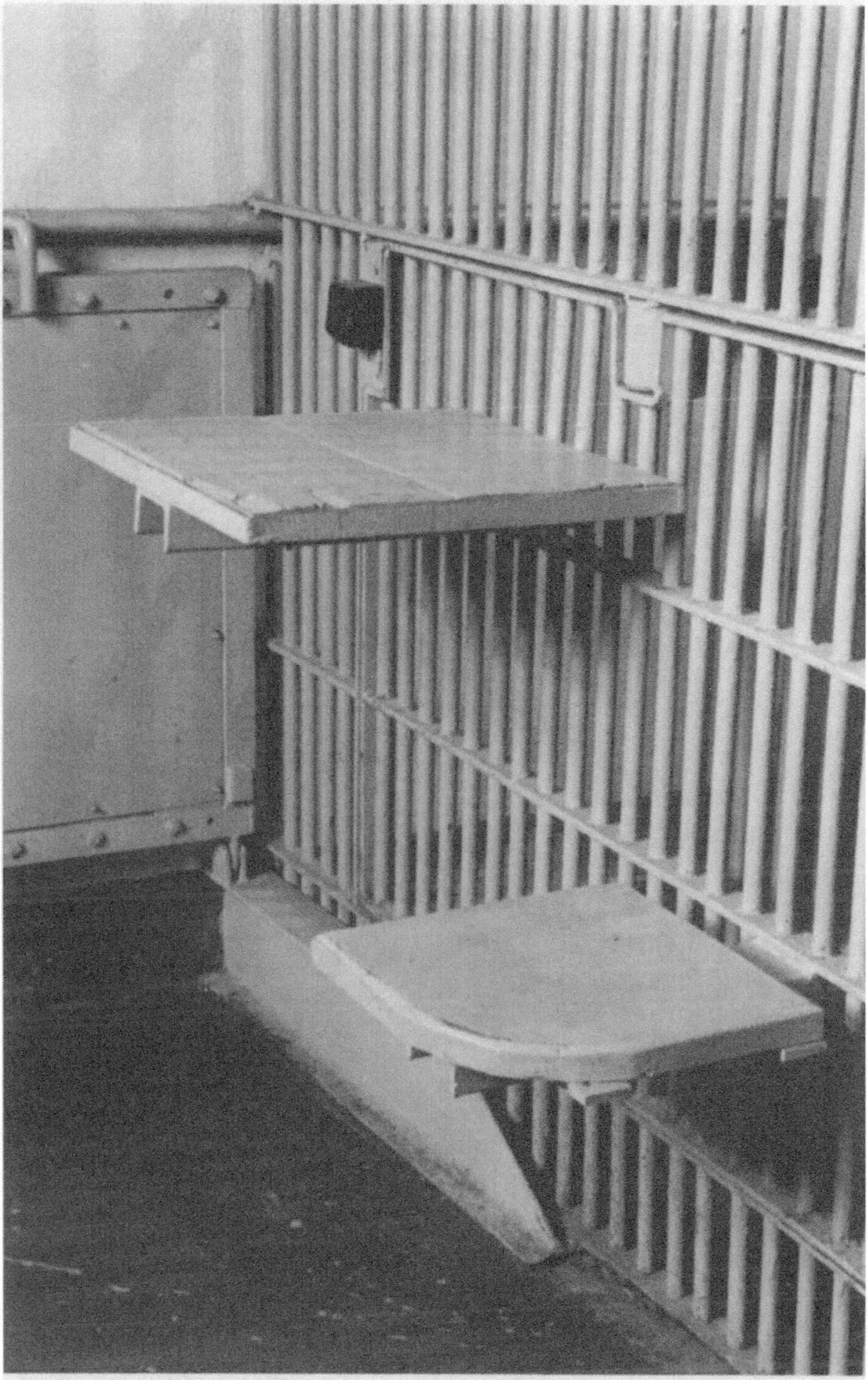

9 Gegenwart und Perspektiven

Stefan Priebe

In den bisherigen Teilen des Buches wurden allgemeine Informationen und spezielle Forschungsergebnisse über psychisches Leiden nach politischer Haft in der DDR dargestellt. Im abschließenden Kapitel wird der Versuch unternommen, den Stand des Wissens einzuordnen und zu bewerten. Darüber hinaus wird darauf hingewiesen, wo unser Wissen noch erhebliche Lücken aufweist und was die Aufgaben zukünftiger Forschung sein sollten.

Das vorliegende Buch befaßt sich mit psychischem Leiden infolge politischer Haft in der DDR, mit dem Leiden einzelner Menschen also, das sich aufgrund historisch-politisch bedingter Zustände und Ereignisse entwickelt hat. Diese individuellen Auswirkungen von politischer Repression in der DDR sind belastende Konsequenzen der deutschen Geschichte in diesem Jahrhundert. Geschrieben wurde das Buch im Jahre 1995, und es ist schwer abzuschätzen, in welcher Weise die Perspektive der Gegenwart den Blick der Autoren – auch hinsichtlich der historischen Dimension der Thematik – beeinflußte und einengte. Die dargestellten Konzepte, Studienansätze und Begutachtungsleitlinien folgen heutigen wissenschaftlichen Denkweisen und die verwendeten Begriffe dem jetzigen Sprachgebrauch. Der Terminus der posttraumatischen Belastungsstörung etwa ist erst seit 1980 etabliert und wird möglicherweise in einigen Jahren bereits als überholt und veraltet gelten. In welcher Weise sich Erkenntnisse und Sichtweisen zukünftig verändern, läßt sich naturgemäß kaum vorhersagen. Man sollte also beim Lesen des Buches berücksichtigen, daß nicht nur die Thematik, sondern auch die Überlegungen der Autoren historisch gebunden sind.

Was bisher über psychische Störungen infolge politischer Haft in der DDR erforscht wurde, ist in den vorigen Kapiteln zusammenfassend dargestellt. Wesentliche weitere Studienergebnisse, die unberücksichtigt geblieben wären, sind uns nicht bekannt. Bereiche, die in diesem Buch nicht angesprochen wurden, sind bisher auch nicht Gegenstand wissenschaftlicher Untersuchungen gewesen. Die Darstellung des Wissensstandes zeigt somit auch, wo Lücken bestehen und welche Fragen noch offen sind. Ohne die bisherigen Erkenntnisse abwerten zu wollen, läßt sich doch feststellen, daß offensichtlich ein erheblicher weiterer Forschungsbedarf besteht. Welche Fragen sind dabei – aus heutiger Sicht – besonders dringlich?

Die Einführung der Diagnose einer posttraumatischen Belastungsstörung durch die Amerikanische Psychiatrische Gesellschaft im Jahr 1980 war sicherlich verdienstvoll, weil sie weltweit eine intensive Forschung über psychisches Leiden nach extrem belastenden Ereignissen in Gang gesetzt hat. Nachdem diese Funktion aber erfüllt ist, wächst auch die Kritik an ihrer Definition und am dahinterliegenden Konzept. Auch in den in diesem Buch dargestellten Studien wurde deutlich, daß die Betrachtung dieser Diagnose allein bei weitem nicht ausreicht, um psychisches Leiden nach Haftereignissen überhaupt einzuordnen, geschweige denn differenziert zu beschreiben. Es wäre sicherlich hilfreich, wenn zukünftig genauere und evtl. verschiedene diagnostische Konzepte entwickelt würden, um posttraumatische Störungen angemessen erfassen zu können. Noch viel wichtiger aber als die Präzisierung diagnostischer Begriffe ist es, ein genaueres Verständnis dafür zu entwickeln, auf welche Weise belastende Erlebnisse – wie das Erleben von politischer Haft von Betroffenen – lang anhaltendes seelisches Leiden verursachen können. Den Zusammenhang zwischen politischer Haft und späterem seelischen Leiden überhaupt zu erkennen und anzuerkennen, ist sicherlich ein bedeutsamer erster Schritt, der noch keineswegs von der gesamten psychiatrischen Fachöffentlichkeit gegangen wurde. Ihm folgen sollte aber ein exakteres Verständnis der dahinterliegenden psychologischen Prozesse. Der wichtigste Schritt schließlich ist die Entwicklung geeigneter Möglichkeiten, um den Betroffenen zu helfen. Hilfe kann angemessene Begutachtung und Entschädigung, gezielte soziale Unterstützung und spezielle psychiatrische Behandlung umfassen. Gerade im Bereich der Behandlungsansätze ist das bisherige Wissen besonders dünn. Die Zahl der auf der ganzen Welt durchgeführten kontrollierten Studien zur Behandlung posttraumatischer Störungen ist äußerst gering (38). Therapeuten können sich für ihre Patienten engagieren und ausgehend von persönlichen Erfahrungen das Beste versuchen, auf wissenschaftliche Belege für die Wirksamkeit bestimmter Therapieverfahren können sie sich dabei aber kaum stützen. So können gut ausgebildete Psychiater psychisches Leiden infolge politischer Haft zwar erkennen, dann aber nur auf wenig gesichertes Wissen zurückgreifen, welche Behandlungsformen denn nun vorzuschlagen seien. Diese unbefriedigende Situation kann nur durch weitere Forschung verändert werden.

Die bisherigen Bemerkungen zum Forschungsbedarf betrafen allgemein psychisches Leiden nach extremen Belastungen oder etwas eingegrenzter infolge politischer Haft, aber nicht speziell die deutsche Situation. Natürlich gibt es auch einige spezifische Fragen zu psychischem Leiden infolge politischer Haft in der DDR, deren Bearbeitung eigentlich Aufgabe der deutschen psychiatrischen Wissenschaft wäre. Zum Beispiel können wir zur Zeit keine Aussagen darüber machen, wie häufig überhaupt andauerndes seelisches Leiden nach der Haft in der DDR auftrat und durch welche Faktoren es bei einer repräsentativen Gruppe ehemals Inhaftierter beeinflußt wurde oder noch wird. Die Durchführung solcher Untersuchungen wäre möglich, kostet aber Geld. Die forschungsfördernden Institutionen in Deutschland haben – mit wenigen lobenswerten Ausnahmen – die Forschung in diesem Bereich bisher kaum unterstützt. Das scheint zunächst erstaunlich. Zum einen hat die deutsche Psychiatrie bereits nach dem Holocaust lange Zeit verstreichen lassen, ehe seriöse wissenschaftliche Studien zu den seelischen Folgen begonnen wurden (13, 94, 106); daraus hätte eigentlich die Verantwortung entstehen können, diesen Fehler nicht zu wiederholen. Zum anderen drängt ganz offensichtlich die Zeit: Die ehemals inhaftierten Menschen werden älter und mit jedem verstreichenden Jahr ist es nicht nur schwerer, exakte wissenschaftliche Befragungen zum vergangenen Erleben durchzuführen, sondern vor allem wird die Zahl derjenigen auch immer geringer, die von den Erkenntnissen überhaupt noch profitieren könnten. Selbst wenn in einigen Jahren eine intensive Forschungstätigkeit auf diesem Gebiet einsetzen sollte, wäre dies sowohl für manche wissenschaftliche Fragen als auch für viele Betroffene zu spät.

Warum tut sich die deutsche Psychiatrie nun so schwer damit, psychisches Leiden infolge politischer Haft in der DDR ausgiebiger zu erforschen, obwohl die Thematik doch für jeden Zeitzeugen von Interesse und Wichtigkeit sein müßte? Eine befriedigende Antwort darauf zu finden, ist nicht einfach. Wahrscheinlich gibt es mehrere Gründe.

Zunächst ist die Vorstellung, daß äußere Belastungen - wie eine politische Haft oder auch andere bedrohliche Ereignisse - bei einem bis dahin gesunden Menschen zu andauerndem psychischen Leiden führen können, immer noch relativ neu, und sie steht zudem in direktem Widerspruch zu traditionellen Auffassungen. Viele der heute tätigen Psychiater sind noch zu einer Zeit ausgebildet worden, als es z.B. die Diagnose der posttraumatischen Belastungsstörung noch gar nicht gab. Anzumerken ist dabei allerdings, daß dieser Begriff auch in der heutigen Weiterbildungsordnung zum Facharzt für Psychiatrie nicht auftaucht und spezifische Kenntnisse zur Diagnostik und Behandlung posttraumatischer Störungen somit nicht vorgegebener Bestandteil der psychiatrischen Ausbildung sind. Auch die Geschichte der deutschen Psychiatrie, die im NS-Reich im wesentlichen widerstandslos mit ansah, wie ein Großteil der eigenen Patienten getötet wurde und teilweise sogar vermeintliche Begründungen hierfür lieferte, erschwert möglicherweise die unverkrampfte Beschäftigung mit den Folgen traumatischen Erlebens. Ein weiterer Grund ist hingegen nicht spezifisch deutsch, sondern beruht auf einem Phänomen, das auch in anderen Ländern anzutreffen ist, besonders in solchen Ländern, in denen traumatisches Erleben in der Bevölkerung aufgrund von Kriegen, Verfolgung etc. besonders häufig ist. Ein solches Land ist Israel, wo die Holocaust-Überlebenden nach dem Zweiten Weltkrieg in der Bevölkerung und bei Psychiatern auf wenig Bereitschaft stießen, sich mit den seelischen Folgeerscheinungen der Verfolgung und Todesbedrohung zu beschäftigen. Elie Wiesel schrieb hierzu:

> *„Als die jungen Überlebenden des Holocausts ... nach dem Krieg nach Palästina kamen, machten sie eine bittere Erfahrung. Man entmutigte sie, über die Kriegsereignisse zu reden. Man sagte ihnen, das war die Vergangenheit, die Zeit der Diaspora und des Exils, jetzt seid ihr zu Hause. Wir bauen das Land auf, darauf konzentrieren wir uns. Daher ist es das beste, ihr vergeßt, was geschehen ist. Denkt überhaupt nicht daran!“* (134)

Die Auseinandersetzung mit früherem traumatischen Erleben und dessen andauernden Folgen ist stets mit Rückbesinnung und Trauer verbunden. Möglicherweise ist eine solche Beschäftigung mit der Vergangenheit betroffener

Menschen für eine Gesellschaft bei der Bewältigung gegenwärtiger und zukunftsorientierter Aufgaben hinderlich. Dies mag besonders dann gelten, wenn diese Aufgaben – wie im Fall Israel – die Abwendung einer äußeren existenzbedrohenden Gefahr oder – wie in Deutschland seit 1989 – besondere Anstrengungen des gesellschaftlichen Umbaus beinhalten. Die Verdrängung von traumatischem Erleben und seinen Folgen könnte der Konzentration der Kräfte für die Erreichung wichtiger gesamtgesellschaftlicher Ziele dienen. Die Psychiatrie unterliegt dann als Teil dieser Gesellschaft derselben Verdrängungstendenz.

Die aufgeführten Überlegungen mögen den Mangel an wissenschaftlicher Aktivität zu seelischen Folgen politischer Haft in der DDR verständlicher machen, sie rechtfertigen ihn allerdings nicht, denn sie können nicht das wissenschaftliche Interesse und die ethische Verpflichtung aufheben oder ersetzen, sich dennoch um gesicherte Erkenntnisse über das Leiden der Opfer und über Möglichkeiten zur effektiven Hilfe zu bemühen.

Literatur

1. Allodi FA (1991) Assessment and treatment of torture victims: A critical review. Journal of Nervous and Mental Disease 179:4-11
2. American Psychiatric Association (1952) Diagnostic and Statistical Manual of Mental Disorders (1st ed) (DSM). APA, Washington, DC
3. American Psychiatric Association (1968) Diagnostic and Statistical Manual of Mental Disorders (2nd ed) (DSM-II). APA, Washington, DC
4. American Psychiatric Association (1980) Diagnostic and Statistical Manual of Mental Disorders (3rd ed) (DSM-III). APA, Washington, DC
5. American Psychiatric Association (1987) Diagnostic and Statistical Manual of Mental Disorders (3rd ed, revised) (DSM). APA, Washington, DC
6. American Psychiatric Association (1994) Diagnostic and Statistical Manual of Mental Disorders (4th ed) (DSM). APA, Washington, DC
7. Amnesty international (1989) German Democratic Republic – sweeping laws – secret justice. Amnesty International Publications, London
8. Amtsblatt des Kontrollrats in Deutschland 3, 31.01.1946. Hrsg. Aliierten Sekretariat Berlin
9. Amtsblatt des Kontrollrats in Deutschland 11, 31.10.1946. Hrsg. Aliierten Sekretariat Berlin
10. Andreasen NC (1988) Posttraumatische Belastungsreaktion. In: Freedman AM, Kaplan HI, Sadock BJ, Peters UH (Hrsg.) Psychiatrie in Praxis und Klinik. Band 3 Neurosen. Georg Thieme, Stuttgart, New York, S. 326-339
11. Antonovsky A (1987) Unraveling the mystery of health. Jossey-Bass, San Francisco
12. Arbeitsgemeinschaft 13. August. Pressekonferenz am 16. Juni 1989 zu „DDR-Haftwesen und Justiz", Berlin
13. Baeyer W von, Häfner H, Kisker KP (1964) Psychiatrie der Verfolgten. Springer, Berlin – Göttingen – Heidelberg – New York
14. Basoglu M, Paker M, Paker Ö, Özmen E, Marks I, Incesu C, Satin D, Sarimurat N (1994) Psychological effects of torture: A comparison of tortured with nontortured political activists in Turkey. American Journal of Psychiatry 151:76-81
15. Bauer M, Priebe S, Häring B, Adamczak K (1993) Long-term mental sequelae of political imprisonment in East-Germany. Journal of Nervous and Mental Disease 181:257-262
16. Bauer M, Priebe S. (1994) Psychopathology and long-term adjustment after crises in refugees from East Germany. International Journal of Social Psychiatry 40:165-176
17. Bauer M, Priebe, S, Kürten I, Gräf, KJ, Baumgartner A (1994) Psychological and endocrine abnormalities in refugees from East Germany: Part I. Prolonged stress, psychopathology, and hypothalamic-pituitary-thyroid axis activity. Psychiatry Research 51:61-73
18. Bauer M, Priebe S (1995) Zur Begutachtung psychischer Störungen nach politischer Haft in der DDR. Nervenarzt 66:388-396
19. Benson S, Barger A, Wolfe E I (1987) Walter Cannon: The life and times of a young scientist. The Belknap Press of Harvard University, Massachusetts-London
20. Boetzel CE (1994) Spätfolgen der Lagerhaft für die Gesundheit. Dokumentation des 5. Bautzen-Forums der Friedrich-Ebert-Stiftung. Friedrich-Ebert-Stiftung, Leipzig
21. Boulanger G (1990) A state of anarchy and a call to arms: The research and treatment of post-traumatic stress disorder. Journal of Contemporary Psychotherapy 20:5-15

22. Bradburn NM, Rips LJ, Shevell SK (1987) Answering autobiographical questions: The impact of memory and inference on surveys. Science 236:157-161
23. Breier A, Albus M, Pickar D (1987) Controllable and uncontrollable stress in humans: alterations in mood and neuroendocrine and psychological function. American Journal of Psychiatry 144:1419-1425
24. Breslau N, Davis G C (1987) Post-traumatic stress disorder. The stressor criterion. Journal of Nervous and Mental Disease, 175:255-264
25. Breslau N, Davis GC, Andreski P, Peterson E (1991) Traumatic events and post-traumatic stress disorder in an urban population of young adults. Archives of General Psychiatry 48:216-222
26. Bundesministerium für Arbeit und Sozialordnung (1995) Anhaltspunkte für die ärztliche Gutachtertätigkeit im sozialen Entschädigungsrecht und nach dem Schwerbehindertengesetz. Bundesarbeitsblatt 5:58
27. Bundesministerium der Justiz (1994) „Im Namen des Volkes“: Wissenschaftlicher Begleitband zur Ausstellung des Bundesministeriums für Justiz. Forum, Leipzig
28. Cannon WB (1914) The emergency function of the adrenal medulla in pain and the major emotions. American Journal of Physiology 33:356-372
29. Cannon WB (1918) Bodily changes in pain, hunger, fear and rage: an account of recent research into the function of emotional excitement. Appleton, New York
30. Cannon WB (1939) The wisdom of the body. Norton, New York
31. Carlson EB, Rosser-Hogan R (1991) Trauma experiences, posttraumatic stress, dissociation, and depression in Cambodian refugees. American Journal of Psychiatry 148:1548-1551
32. Caplan G (1981) Mastery of stress: Psychosocial aspects. American Journal of Psychiatry 138:413-420
33. Cowell A, McFarlane MB (1988) The phenomenology of post-traumatic stress disorders following natural disaster. Journal of Nervous and Mental Disease 176:22-29
34. Davidson JRT, Foa, EB (1993) Posttraumatic stress disorder. DSM-IV and beyond. American Psychiatric Press, Washington, DC
35. Dohrenwend BS, Dohrenwend BP (1981) Stressful life events and their contexts. Rutgers University Press, New Brunswick
36. Dreßing H, Berger M (1991) Posttraumatische Streßerkrankungen. Zur Entwicklung des gegenwärtigen Krankheitskonzeptes. Nervenarzt 62:16-26
37. Eaton WW, Sigal JJ, Weinfeld M (1982) Impairment in Holocaust survivors after 33 years: Data from an unbiased community sample. American Journal of Psychiatry 139:773-777
38. Ebbinghaus R, Bauer M, Priebe S. Behandlung der posttraumatischen Belastungsstörung – eine Übersicht. Fortschritte Neurologie Psychiatrie im Druck
39. Eitinger L (1964) Concentration camp survivors in Norway and Israel. Universitetsforlaget, Oslo und Allen & Unwin, London
40. Eitinger L (1980) The concentration camp syndrome and its late sequelae. In: Dimsdale JE (ed.) Survivors, victims, and perpetrators. Essays on the Nazi Holocaust. Hemisphere Publishing Corporation, Washington – New York – London, pp. 127-162
41. Elklit A (1995) The shooting tragedy at the University of Aarhus. An analysis of the psychological after-effects and coping strategies. The 4th European Conference on Traumatic Stress, Paris 7-11 May, Vortrag
42. Engdahl BE, Speed N, Eberly RE, Schwartz J (1991) Comorbidity of psychiatric disorders and personality profiles of American World War II prisoners of war. Journal of Nervous and Mental Disease 179:181-187
43. Escobar JI (1987) Commentary: Post-traumatic stress disorder and the perennial stress-diathesis controversy. Journal of Nervous and Mental Disease 175:265-266
44. Ferring D, Filipp SH (1989) Bewältigung kritischer Lebensereignisse: Erste Erfahrungen mit einer deutschsprachigen Version der „Ways of Coping Checklist“. Zeitschrift für Differentielle und Diagnostische Psychologie 10:189-199

45. Figley CR (1988) Toward a field of traumatic stress. Journal of Traumatic Stress 1: 3-16
46. Finn G (1981) Politischer Strafvollzug in der DDR. Wissenschaft und Politik, Köln
47. Foa E, Zinbarg R, Rothbaum BO (1992) Uncontrollability and unpredictability in posttraumatic stress disorder: An animal model. Psychological Bulletin 112:218-238
48. Fontana A, Rosenheck R (1994) Traumatic war stress and psychiatric symptoms among World War II, Korean, and Vietnam War veterans. Psychology and Aging 9:27-33
49. Frank BJ, Kosten TR, Giller EL, Dan E (1988) A randomized clinical trial of phenelzine and imipramine of post-traumatic stress disorder. American Journal of Psychiatry 145:1289-1291
50. Frankl VE (1973) Der Mensch auf der Suche nach Sinn. Herder, Freiburg
51. Freud S (1917) Trauer und Melancholie. In: Standard Edition (1957) Vol.14, 243-258. Hogarth Press, London
52. Fricke KW(1988) Zur Menschen- und Grundrechtssituation politischer Gefangener in der DDR. Wissenschaft und Politik, Köln
53. Fricke KW (1990) Zur Analyse des Stalinismus in der DDR: Dokumentation des 1. Bautzen-Forum der Friedrich-Ebert-Stiftung. Friedrich-Ebert-Stiftung, Leipzig
54. Fricke KW (1990) Politik und Justiz in der DDR. Zur Geschichte der politischen Verfolgung 1945-1968. Bericht und Dokumentation. Wissenschaft und Politik, Köln
55. Fritsch A (1995) Retrospektive Erfassung von adaptivem und maladaptivem posttraumatischem Coping bei ehemals in der DDR politisch Inhaftierten sowie bei Opfern krimineller und Gewalttaten. Diplomarbeit, Technische Universität Dresden, Fakultät Mathematik und Naturwissenschaften, Fachrichtung Psychologie
56. Frye JS, Stockton RA (1982) Discriminant analysis of posttraumatic stress among a group of Vietnam veterans. American Journal of Psychiatry 139:52-56
57. Gerardi R, Keane TM, Penk W (1989) Utility: Sensitivity and specificity in developing diagnostic tests of combat-related post-traumatic stress disorder (PTSD). Journal of Clinical Psychology 45:691-703
58. Gersons BPR (1989) Patterns of post-traumatic stress disorder among police officers following shooting incidents. The two dimensional model and some treatment implications. Journal of Traumatic Stress 2:247-257
59. Gibbs MS (1989) Factors in the victim that mediate between disaster and psychopathology: A review. Journal of Traumatic Stress 2:489-514
60. Grasemann H-J (1992) Der Beitrag der Zentralen Erfassungsstelle Salzgitter zur Strafverfolgung – Beispiele menschlicher Schicksale. Dokumentation des 3. Bautzen-Forum der Friedrich-Ebert-Stiftung. Friedrich-Ebert-Stiftung, Köln
61. Grasemann HJ (1994) Die politische Justiz in der Ära Honecker. In: Wissenschaftlicher Begleitband zur Ausstellung des Bundesministeriums der Justiz „Im Namen des Volkes“. Forum, Leipzig
62. Green BL (1993) Disasters and posttraumatic stress disorder. In: Davidson JRT, Foa EB (ed.) Posttraumatic stress disorder. DSM-IV and beyond. American Psychiatric Press, Washington, DC, pp. 75-99
63. Green BL (1994) Psychosocial research in traumatic stress: An update. Journal of Traumatic Stress 7:341-361
64. Gunkel S, Priebe S (1992) Psychische Beschwerden nach Migration: Ein Vergleich verschiedener Gruppen von Zuwanderern in Berlin. Psychotherapie, Psychosomatik, Medizinische Psychologie 42:414-423
65. Harmless A (1990) Developmental impact of combat exposure: Comparison of adolscent and adult Vietnam veterans. Smith College Studies in Social Work 60:185-195
66. Harvey MR, Westen D, Lebowitz L, Saunders E, Vardi D, Harney P (1994) Multidimensional Trauma Recovery and Resilience Interview
67. Herman JL (1993) Die Narben der Gewalt. Traumatische Erfahrungen verstehen und überwinden. Kindler, München
68. Horowitz MJ, Wilner N, Alvarez W (1979) Impact of event scale: A measure of subjective distress. Psychosomatic Medicine 41:207-218

69. Horowitz MJ, Wilner N, Kaltreider N, Alvarez W (1980) Signs and symptoms of posttraumatic stress disorder. Archives of General Psychiatry 37:85-92
70. Internationale Klassifikation psychischer Störungen (ICD-10)(1991) Hans Huber, Bern-Göttingen-Toronto
71. Jenkins CD, Hurst MW, Rose RM (1979) Life changes: Do people really remember? Archives of General Psychiatry 36:379-384
72. Kahana E, Kahana B, Harel Z, Rosner T (1988) Coping with extreme trauma. In: Wilson JP, Harel Z, Kahana B (eds.) Human adaptation to extreme stress: From Holocaust to Vietnam. Plenum, New York
73. Kampen MA van, Watson CG, Tilleskjor C, Kucala T, Vassar P(1986) The definition of post-traumatic stress disorder in alcoholic Vietnam veterans: Are the DSM-III criterions necessary and sufficient? Journal of Nervous and Mental Disease 174:137-144
74. Kardiner A (1941) The traumatic neuroses of war. Hoeber, New York
75. Kardiner A (1959) Traumatic memories of war. In: Arieti (Ed.) American handbook of psychiatry. Basic Books, New York
76. Keane TM, Scott WO, Chavoya GA, Lamparski DM, Fairbank JA (1985) Social support in Vietnam veterans with posttraumatic stress disorder: A comparative analysis. Journal of Consulting and Clinical Psychology 53:95-102
77. Kiefer CW (1988) The mantle of maturity. A history of ideas about character development. New York State University Press, Albany
78. Kilpatrick DG, Resnick HS (1993) A description of the posttraumatic stress disorder field trial. In: Davidson JRT, Foa EB (ed.) Posttraumatic stress disorder. DSM-IV and beyond. American Psychiatric Press, Washington, DC, pp. 243-251
79. Kolb LC (1987) A neuropsychological hypothesis explaining post-traumatic stress disorder. American Journal of Psychiatry 144:989-995
80. Kolk B van der, Greenberg M, Boyd H, Krystal J (1985) Inescapable shock, neurotransmitters and addiction to trauma: toward a psychobiology of post-traumatic stress. Biological Psychiatry 20:314-325
81. Kolk B van der, Hart O van der (1989) Pierre Janet and the breakdown of adaptation in psychological trauma. American Journal of Psychiatry 146:1530-1540
82. Kolk, BA van der (1992) Structured interview for the assessment of DESNOS (unveröffentlichtes Manuskript)
83. Kuch K, Cox BJ (1992) Symptoms of PTSD in 124 survivors of the Holocaust. American Journal of Psychiatry 149:337-340
84. Lifton RJ (1967) Death in life: Survivors of Hiroshima. Simon & Schuster, New York
85. Lindemann E (1944) Symptomatology and management of acute grief. American Journal of Psychiatry 101:141-148
86. Lindy JD, Green BI, Grace MC (1987) Commentary: The stressor criterion and posttraumatic stress disorder. Journal of Nervous and Mental Disease 175:269-272
87. Maaz H-J (1991) Gefühlsstau. Argus, Berlin
88. Maercker A (1992) Weisheit im Alter. Münchener Medizinische Wochenschrift 134: 518-522
89. Maercker A (1995) Psychische Folgen politischer Inhaftierung in der DDR. Das Parlament. Aus Politik und Zeitgeschichte B18/95 (im Druck)
90. Maercker A, Schützwohl M (1995) A life-span developmental perspective on PTSD-symptoms following political victimization. Paper read at the 4th European Conference on Traumatic Stress, Paris 7-11 May
91. March JS (1990) The nosology of post-traumatic stress disorder. Journal of Anxiety Disorders 4:61-81
92. March JS (1993) What constitutes a stessor? The „criterion A" issue. In: Davidson JRT, Foa EB (ed.) Posttraumatic stress disorder. DSM-IV and beyond. American Psychiatric Press, Washington, DC, pp. 37-57
93. Margraf J, Schneider S, Ehlers A (1991) Diagnostisches Interview bei psychischen Störungen: DIPS. Springer, Berlin

94. Matussek P (1971) Die Konzentrationslagerhaft und ihre Folgen. Springer, Berlin - Heidelberg - New York
95. McFarlane AC (1989) The aetiology of posttraumatic morbidity: predisposing, precipitating and perpetuating factors. British Journal of Psychiatry 154:221-228
96. Mikulincer M, Solomon Z (1988) Attributional style and combat related posttraumatic stress disorder. Journal of Abnormal Psychology 97:308-313
97. Mollica RF, Wyshak G, Lavelle J (1987) The psychosocial impact of war trauma and torture on Southeast Asian refugees. American Journal of Psychiatry 144:1567-1572
98. Mühlen von zur Patrik (1995) Der „Eisenberger Kreis". Jugendwiderstand und Verfolgung in der DDR 1953-1958. JHW Dietz, Bonn
99. Myrtek M, Itte H, Zimmermann W, Brügner G (1994) Psychische Bewältigung von Unfällen bei Lokomotivführern: Die Relevanz von Copingfragebogen zur Erfassung von funktionalen und dysfunktionalen Copingprozessen. Zeitschrift für Klinische Psychologie 23:293-304
100. Neues Deutschland, 17. Januar 1950. Internierungslager aufgelöst
101. Neues Deutschland, 27. Juli 1990. Denkschrift des Ministeriums für Innere Angelegenheiten der UdSSR zu den Sonderlagern in der ehemaligen SBZ
102. Noack H, Bachmann N, Oliveri M, Kopp HG, Udris I (1991) Fragebogen zum Kohärenzgefühl. Eidgenössische Technische Hochschule Zürich, Institut für Arbeitspsychologie, Zürich
103. Oleschinski B (1994) Schlimmer als schlimm. Strafvollzug in der DDR. In: Wissenschaftlicher Begleitband zur Ausstellung des Bundesministeriums für Justiz „Im Namen des Volkes". Forum, Leipzig
104. Park CL, Cohen LH, Murch RL (1995) Assessment and prediction of stress-related growth. Journal of Personality (im Druck)
105. Parkes CM (1972) Bereavement: Studies of grief in adult life. Tavistock, London
106. Paul F, Herberg HJ (1963) Psychische Spätschäden nach politischer Verfolgung. Karger, Basel – New York
107. Peters, UH (1989) Die psychischen Folgen der Verfolgung. Das Überlebenden-Syndrom. Fortschritte Neurologie Psychiatrie 57:169-191
108. Peters UH (1991) Über das STASI Verfolgten-Syndrom. Fortschritte Neurologie Psychiatrie 59:251-265
109. Pitmann RK (1987) Psychophysiologic assessment of post-traumatic stress disorder imagery in Vietnam combat veterans. Archives of General Psychiatry 44:970-975
110. Power HJ, Champion LA, Aris SJ (1988) The development of a measure of social support: The significant others (SOS) scale. British Journal of Clinical Psychology 27:349-358
111. Priebe S, Bauer M, Rohrbeck S, Steinhart I, Wildgrube C (1990) Psychische Störungen bei Übersiedlern. I. Vorgeschichte, Symptomatik und diagnostische Einordnung. Psychiatrische Praxis 17:180-183
112. Priebe S, Häring B, Bauer M (1992) Response syndrome to political stress: Symptoms and therapeutic approach within emergency situations. In: van Luyn JB, Rijnders CAT, Vergouwen HHP, Wunderink A (ed.) Emergency Psychiatry Today. Elsevier, Amsterdam, pp. 143-145
113. Priebe S, Rudolf H, Bauer M, Häring B (1993) Psychische Störungen nach politischer Inhaftierung in der DDR – Sichtweisen der Betroffenen. Fortschritte Neurologie Psychiatrie 61:55-61
114. Priebe S, Bolze K, Rudolf H (1994) Andauernde psychische Störungen nach Repressalien infolge eines Ausreiseantrages in der damaligen DDR. Fortschritte Neurologie Psychiatrie 62: 433-437
115. Priebe S, Bauer M. (1995). Inclusion of psychological torture in PTSD criterion A. American Journal of Psychiatry 152: 1691-1692
116. Rehlinger Ludwig (1991) Freikauf: Die Geschäfte der DDR mit politisch Verfolgten 1963–1989. Ullstein, Berlin, Frankfurt a. M.

117. Reicherts M, Perrez M (1993) Fragebogen zum Umgang mit Belastungen im Verlauf (UBV). Huber, Bern
118. Saigh PA (Hrsg) (1995) Posttraumatische Belastungsstörungen. Diagnose und Behandlung psychischer Störungen bei Opfern von Gewalttaten und Katastrophen. Huber, Bern
119. Schumacher W (1984) Über Coping-Verhalten bei schwerer NS-Verfolgung (Überleben im Vernichtungslager). In: Berna-Glanz R, Dreyfus, P (Hrsg.) Jahrbuch der Psychoanalyse, Beiheft 8. Fromman-Holzboog, Stuttgart
120. Schützwohl M, Maercker A (1995) Coping with political imprisonment in East Germany. The 4th European Conference on Traumatic Stress, Paris 7-11 May, Vortrag
121. Schwartzberg S (1944) Diseases as cataclysts for personal growth: Clinical and qualitative data. The 102nd Convention of the American Psychological Association, Los Angeles, Vortrag
122. Schwarzer R, Leppin A (1989) Sozialer Rückhalt und Gesundheit. Hogrefe, Göttingen
123. Schwarzer R (1994) Optimism, vulnerability, and self-beliefs as health-related cognitions: A systematic overview. Psychology and Health 9:161-180
124. Selye H (1975) Homeostasis and the reactions of stress: A discussion of Walter B. Cannon's contributions. In: The life and contributions of Walter Bradford Cannon 1871-1945. State University of New York Downstate Medical Center, New York
125. Solomon Z, Mikulincer M, Avitzur E (1988) Coping, locus of control, social support, and combat-related posttraumatic, stress disorder: A prospective study. Journal of Personality and Social Psychologiy 55:279-285
126. Sommer G, Fydrich T (1989) Soziale Unterstützung: Diagnostik, Konzepte, F-SOZU. Deutsche Gesellschaft für Verhaltenstherapie, Tübingen
127. Stone M (1985) Shellshock and the psychologists: In: Bynum WF, Porter R, Shepherd M (ed.) The anatomy of madness: Essays in the history of psychiatry. Vol. II Institutions and society. Tavistock, London
128. Ursano R J (1987) Commentary: Post-traumatic stress disorder: The stressor criterion. Journal of Nervous and Mental Disease 175:273-275
129. Vaillant GE (1980) Werdegänge. Rowohlt, Reinbek
130. Watson DG, Juba MP, Manitold V, Kucala T, Anderson PED (1991) The PTSD interview: Rationale, description, reliability and concurrent validity of a DSM-III-based technique. Journal of Clinical Psychology 47:179-188
131. Watson I P B, Hoffman L, Wilson G V (1988) The neuropsychiatry of post-traumatic stress disorder. British Journal of Psychiatry 152:164-173
132. Weber H (1993) Die DDR 1945 -1990. Oldenbourg, München
133. Werkentin F (1994). Die Reichweite politischer Justiz in der Ära Ulbricht. In: Wissenschaftlicher Begleitband zur Ausstellung des Bundesministeriums für Justiz „Im Namen des Volkes". Forum, Leipzig
134. Wiesel E (1995) Ein Volk auslöschen. Die ZEIT vom 14.04.95
135. World Health Organization (1991) The ICD-10 classification of mental and behavioral disorders. Clinical descriptions and diagnostic guidelines. World Health Organization, Geneva
136. Zilli T (1993) Folterzelle 36 - Berlin-Pankow. Hentrich, Berlin

Glossar

Adaptation: Anpassung
affektive Modulationsfähigkeit: Fähigkeit, differenzierte Gefühlsreaktionen zu zeigen
Amnestie: Straferlaß durch Gesetz
Anamnese: Vorgeschichte der Krankheit nach Angaben des Patienten
Arousel: Erregung
ätiologisch: krankheitsverursachend
autistisch: ohne Kontakt zu anderen, krankhaft selbstbezogen

Clusteranalyse: statistisches Verfahren, das Untersuchungsobjekte oder Variablen nach Maßgabe ihrer Ähnlichkeit in Gruppen (Cluster) zusammenfaßt
Copingstrategien: Bewältigungsstrategien

Dekompensation: Versagen von psychischen oder somatischen Ausgleichsmaßnahmen
Diaspora: Mitglieder einer Kirche im Land einer andersgläubigen Bevölkerung und das Gebiet, in dem diese Minderheit lebt
dissimulieren: verheimlichen von Krankheitssymptomen zur Vortäuschung von Gesundheit
Dissoziation: Spaltung des Bewußtseins
DSM: Diagnostic and Statistical Manual; Diagnoseklassifikation psychischer Störungen der Vereinigung amerikanischer Psychiater
dysthym: krankhaft mißmutig gereizt, verstimmt
Dystrophie: Wachstumsstörung aufgrund mangelnder Versorgung eines Organs mit Nährstoffen

empirisch: auf Erfahrungen beruhend
Epidemiologie: wissenschaftlicher Zweig, der sich mit der Häufigkeit von und dem Einfluß kultureller und sozialer Bedingungen auf psychische Erkrankungen beschäftigt
Epikrise: abschließendes Urteil über einen abgelaufenen Krankheitsfall am Ende der Krankengeschichte
explorative Untersuchung: Untersuchungsmethode, bei der dem Patienten allgemeine Fragen zu seiner Lebensgeschichte oder zu anderen spezifischen Themenkomplexen gestellt werden

Flecktyphus: fieberhafte Infektionskrankheit
forensische Psychiatrie: Grenzgebiet von Psychiatrie und Recht, das die gerichtlichen Aspekte psychischer Krankheiten umfaßt; das Arbeitsgebiet umfaßt die ärztliche Beurteilung der Schuldfähigkeit, Entmündigung, Unterbringung u.a.
Fremdanamnese: Vorgeschichte der Krankheit nach Angaben von Personen aus der persönlichen Umgebung des Patienten
Furunkulose: ausgedehnte, akut eitrige Entzündung

Gauck-Behörde: Bundesbehörde, in der sich die Unterlagen der Staatssicherheit der DDR befinden und eingesehen werden können; benannt nach dem Bundesbeauftragten für die Unterlagen der Staatssicherheit der ehemaligen DDR, Herrn Gauck
GMS: Gesellschaftlicher Mitarbeiter Sicherheit; besondere Form eines inoffiziellen Mitarbeiters des MfS, bei dem die staats- und parteiloyale Einstellung allgemein bekannt war; Begriff des Staatssicherheitsdienstes
Grundgesamtheit: alle Personen, die sich durch ein bestimmtes Merkmal oder Verhalten auszeichnen, das in einer empirischen Studie untersucht wird

Hamilton Angstskala: Meßinstrument zur Beurteilung von Angstsymptomen durch den Arzt oder Psychologen

Hamilton Depressionsskala: Meßinstrument zur Beurteilung depressiver Krankheitszeichen durch den Arzt oder Psychologen
HHG: Häftlingshilfegesetz
Homöostase: Selbstregulation eines dynamischen Systems, das sich im Gleichgewicht befindet, zum Ausgleich von Außenreizen
Hypervigilanz: gesteigerte Wachheit
Hypochondrie: sachlich nicht begründbare, beharrlich festgehaltene Sorge um Gesundheit und Leben
Hypophyse: Hirnanhangdrüse, gibt Hormone ab
Hypothalamus: Gehirnteil, der für die Steuerung der Hypophyse verantwortlich ist
Hysterie: Form neurotischer Erkrankung, die entweder durch eine vielgestaltige körperliche Symptomatik ohne organische Grundlage (z.B. Gangstörungen, Armlähmungen, Sensibilitätsstörungen, Ausfall der Sinnesorgane) oder durch eine bestimmte Persönlichkeitsstruktur (egozentrisch, geltungsbedürftig, mit Darstellungstendenzen, mit einem infantilen Bedürfnis nach Anerkennung und Schwierigkeiten, das Sexuelle zu integrieren) bestimmt ist

ICD: Internationale Klassifikation psychischer Störungen der Weltgesundheitsorganisation (WHO)
IM: Inoffizieller Mitarbeiter; Begriff des Staatssicherheitsdienstes
IME: Inoffizieller Mitarbeiter in einer Schlüsselfunktion; Begriff des Staatssicherheitsdienstes
Introjektion: Vorgang, bei dem das Bild eines anderen (geliebten oder gehaßten) Menschen in das eigene Ich übernommen wird, Verinnerlichung; psychoanalytischer Begriff
Intrusion: Aufdrängen von Gefühlen und Bildern, die mit einem traumatischen Ereignis verbunden sind
ischämische Herzkrankheit: Sauerstoffunterversorgung des Herzens aufgrund verengter Herzkranzgefäße

kasuistisch: einzelfallbezogen
Katharsis: Reinigung; Kartharsis bedeutet in der Psychotherapie ganz allgemein die heilsame Abreaktion von belastenden Affekten durch affektvolles Erinnern von verdrängten, krankmachenden Erlebnissen
Klaustrophobie: krankhafte Furcht vor geschlossenen Räumen, insbesondere Angst in Aufzügen, Autos, Straßenbahn, Geschäften, vor allem wenn sie mit Menschenansammlungen und verbrauchter Luft zusammenkommen
kognitiv: bezieht sich auf Vorgänge des Wahrnehmens und Wissens; schließt Wahrnehmen, Erkennen, Denken, Vorstellen, Erinnern und Urteilen ein
Kohärenzsinn: Fähigkeit, das Geschehen, an dem man beteiligt ist bzw. dessen Zeuge man ist, geistig einzuordnen, verstehen und ihm einen Sinn geben können
Korrelation: statistischer Zusammenhang

Latenzzeit: Zeit zwischen dem Zeitpunkt, zu dem man einem Reiz ausgesetzt ist, und der darauffolgenden Reaktion
Lebenszeitdiagnose: Auftreten einer Krankheit während der gesamten Lebenszeit
Lungenemphysem: Luftansammlung in den Lungen

maladaptiv: fehlangepaßt
MfS: Ministerium für Staatssicherheit

narrativ: nacherzählend
narzißtisch: sich auf die psychische Energie beziehend, die auf die eigene Person gerichtet ist; selbstverliebt
neuro-endokrine Achse: Verbindung zwischen dem Gehirn und den hormonproduzierenden Drüsen
Neurose: psychisch bedingte Gesundheitsstörung; die psychoanalythische Theorie geht davon aus, daß die neurotischen Symptome unmittelbare Folge und Ausdruck eines krankmachenden seelischen Konfliktes sind, der unbewußt bleibt
NKWD: Volkskommissariat des Innern der UdSSR
Nosologie: systematische Beschreibung und Klassifikation von Krankheiten

obsessiv: zwanghaft
Ödem: Gewebewassersucht, kann infolge von Eiweißmangel auftreten

OpV: Operativer Vorgang; Begriff des Staatsicherheitsdienstes

paranoid: wahnhaft; besonders das Vorhandensein von Verfolgungs- und Beeinträchtigungswahn
pathologisch: krankhaft
Pleuraverwachsungen: Verwachsungen des Rippenfells
Pleuritis: Rippenfellentzündung
Pneumonie: Lungenentzündung
Polyarthritis: Gelenkentzündung
prämorbid: vor Auftreten der Erkrankung
Prävalenz: Zahl der Kranken mit einer bestimmten Erkrankung zu einem bestimmten Zeitpunkt
Prävention: Vorbeugung
Projektion: unbewußtes Hinausverlegen von eigenen Vorstellungen, Wünschen und Gefühlen in die Außenwelt; einer anderen Person oder einem Gegenstand werden somit Eigenschaften verliehen, welche der Betreffende bei sich selbst verkennt; psychoanalytischer Begriff
Psychosen: psychiatrische Erkrankungen, in denen die Beeinträchtigung der psychischen Funktionen ein so großes Ausmaß erreicht hat, daß dadurch Einsicht und Fähigkeit, einigen der üblichen Lebensanforderungen zu entsprechen, oder der Realitätsbezug erheblich gestört sind
Psychopathologie: wissenschaftliche Methodenlehre der Psychiatrie zur Erfassung psychischer Krankheiten

Querschnittsuntersuchung: Untersuchung, die einen momentanen Zustand erfaßt

Rationalisierung: logisches Erklären eines Vorganges, einer Handlung oder eines Gefühls, deren eigentliches, triebhaftes, unbewußt bleibendes Motiv sonst evident sein würde; psychoanalytischer Begriff
Regression: Wiederauftreten von entwicklungsmäßig früheren (infantilen) Verhaltensweisen; psychoanalytischer Begriff
Reliabilität: Zuverlässigkeit einer Messung; Meßgenauigkeit
retrospektiv: rückblickend

SBZ: Sowjetische Besatzungszone
schizoid: innerlich starke affektive Vorgänge werden nicht nach außen gezeigt; Rückzug von der Realität und nach innen, um sich gegen Verletzungen der Außenwelt zu schützen, verbunden mit Persönlichkeitseigenschaften wie z.B. introvertiert, ungesellig, autistisch, die den Symptomen der Schizophrenie verwandt sind
SED: Sozialistische Einheitspartei Deutschlands
semistrukturiertes Interview: Interviewtechnik, bei der teilweise feste Antwortmöglichkeiten auf Fragen vorgegeben sind
sekundäre Abhängigkeit: durch andere Erkrankungen bedingte Abhängigkeit
signifikant: statistisch bedeutsam
social support: (engl.) soziale Unterstützung
somatisch: körperlich
Somatisierung: Umwandlung seelischer Konflikte in Organerkrankungen
somatoforme Störungen: seelische Erkrankungen, die durch körperliche Beschwerden charakterisiert sind, für die es keine ausreichende organische Ursache gibt
Stasi: Staatssicherheitsdienst der DDR
Stimulus: Reiz
StrRehaG: Strafrechtliches Rehabilitierungsgesetz
subdepressive Verstimmung: mäßig ausgebildeter Zustand von Depression
Sublimierung: Umwandlung von triebhafter Energie in sozial hoch bewertete Handlungen; die Bezeichnung bezieht sich hauptsächlich auf kreative künstlerische oder wissenschaftliche Leistungen oder soziale Aktivitäten; psychoanalytischer Begriff
Suizid: Selbstmord
Symptom: Kennzeichen einer Krankheit
Syndrom: Zusammentreffen einzelner Krankheitszeichen zu einem kennzeichnenden Krankheitsbild

Tschekist: Unterstützer der politischen Linie des MfS; abgeleitet von Tscheka: russisches Kurzwort für die politische Polizei der UdSSR 1917-1922
Tuberkulose: durch Tuberkel-Bakterien hervorgerufene chronische Infektionskrankheit z.B. von Lunge, Haut und Knochen

UNO: United Nations Organisation (Vereinte Nationen)

Validität: Gültigkeit
Valorisierung: den Wert, die Bedeutung eines Ereignisses, einer Handlung, eines Gefühls oder eines Vorstellungsinhaltes steigern
vegetatives Nervensystem: die Gesamtheit der dem Einfluß des Willens und dem Bewußtsein entzogenen Nervenzellen, die der Regelung der Lebensfunktionen (z.B. Atmung, Verdauung, Kreislauf) dienen

Verschiebung: Ersatz eines Vorstellungsinhaltes, der nicht zugelassen werden kann, durch einen anderen; psychoanalytischer Begriff

Waldheimer Prozesse: von April bis Juni 1950 in Waldheim geführte Gerichtsprozesse der noch nicht verurteilten Inhaftierten aus den Speziallagern der SBZ

ZMD: Zentraler Medizinischer Dienst

Autorenverzeichnis

Michael Bauer
Dr. rer. nat. Dr. med., Diplom-Biologe
Oberarzt der Berliner Lithium-Katamnese
Wissenschaftlicher Mitarbeiter der Psychiatrischen Klinik und Poliklinik der Freien Universität Berlin

Freie Universität Berlin
Psychiatrische Klinik und Poliklinik
Eschenallee 3
14050 Berlin

Doris Denis
Diplom-Psychologin
Wissenschaftliche Mitarbeiterin der Abteilung für Sozialpsychiatrie der Freien Universität Berlin

Freie Universität Berlin
Abteilung für Sozialpsychiatrie
Platanenallee 19
14050 Berlin

Erdmuthe Fikentscher
Prof. Dr. sc.
Fachärztin für Neurologie und Psychiatrie
Professorin für Psychotherapie und Psychosomatik an der Martin Luther Universität Halle

Martin Luther Universität Halle
Klinik für Psychotherapie und Psychosomatik
Julius-Kirch-Str. 7
06097 Halle

Berthold P.R. Gersons
Prof. Dr. med.
Professor für Psychiatrie
Leiter der Abteilung Psychiatrie des Universitätsklinikums der Universität Amsterdam

Universiteit van Amsterdam
Academisch Ziekenhuis
Psychiatrie
Tafelbergweg 25
1105 BC Amsterdam Zuidoost
Niederlande

Tom Konzag
Facharzt für Neurologie und Psychiatrie
Oberarzt des vollstationären Bereiches der Klinik für Psychotherapie und Psychosomatik an der Martin Luther Universität Halle

Martin Luther Universität Halle
Klinik für Psychotherapie und Psychosomatik
Julius-Kirch-Str. 7
06097 Halle

Matthias Kuhn †
seit 1977 Mitglied bei amnesty international
seit 1981 Menschenrechtserziehung in Schulen, Vereinen und Verbänden

Ricarda Lukas
Fachärztin für Neurologie und Psychiatrie
Ärztin im vollstationären Bereich der Klinik für Psychotherapie und Psychosomatik an der Martin Luther Universität Halle

Martin Luther Universität Halle
Klinik für Psychotherapie und Psychosomatik
Julius-Kirch-Str. 7
06097 Halle

Andreas Maercker
Dr. med. Dr. phil., Diplom-Psychologe
Wissenschaftlicher Oberassistent am Lehrstuhl für Klinische Psychologie und Psychotherapie der Technischen Universität Dresden

Technische Universität Dresden
Klinische Psychologie und Psychotherapie
01062 Dresden

Stefan Priebe
Privat-Dozent, Dr. med. habil., Diplom-Psychologe
Kommissarischer Leiter der Abteilung für Sozialpsychiatrie der Freien Universität Berlin

Freie Universität Berlin
Abteilung für Sozialpsychiatrie
Platanenallee 19
14050 Berlin

Christian Pross
Dr. med.
Arzt für Allgemeinmedizin
Leiter des Behandlungszentrums für Folteropfer, Berlin

Behandlungszentrum für Folteropfer
Klinikum Westend
Haus 6
Spandauer Damm 130
14050 Berlin

Matthias Schützwohl
Diplom-Psychologe
Wissenschaftlicher Mitarbeiter im Forschungsverbund Public Health Sachsen am Lehrstuhl Klinische Psychologie und Psychotherapie der Technischen Universität Dresden

Technische Universität Dresden
Klinische Psychologie und Psychotherapie
01062 Dresden

Sonja Süß
Dr. med.
Fachärztin für Neurologie und Psychiatrie
Wissenschaftliche Mitarbeiterin der Forschungsabteilung der Gauck-Behörde

Der Bundesbeauftragte der Unterlagen des Staatssicherheitsdienstes der ehemaligen DDR
Abteilung Bildung und Forschung
Postfach 218
10106 Berlin

Adressen

Opferverbände, Gedenkstätten, Stiftungen

Antistalinistische Aktion (ASTAK)
Forschungs- und Gedenkstätte
Normannenstraße e.V.
Ruschestr. 59
Haus 1
10365 Berlin
Tel. 030/5536854
Fax 030/5536853

Bautzen-Komitee e.V.
c/o Benno von Heynitz
Goschwitzstr. 13
02625 Bautzen
Tel. 03591/44823

Bund der Stalinistisch Verfolgten
Hauptgeschäftsstelle
Georg-Schumann-Str. 357
04159 Leipzig
Tel. 0341/1234790
Fax 0341/1234791

Bund der Stalinistisch Verfolgten
Landesverband Berlin
Ruschestr. 59
Haus 1
10365 Berlin
Tel. 030/5532317
Fax 030/5532315

Bund der Stalinistisch Verfolgten
Landesverband Sachsen
c/o Joachim Ohmann
Striesener Str. c 38
01307 Dresden

Bund der Stalinistisch Verfolgten
Landesverband Sachsen-Anhalt
c/o Karl-Heinz Pahling
Kraepliner Str. 4
39599 Uchtspringe

Bund der Stalinistisch Verfolgten
Landesverband Thüringen
c/o Rainer Jahn
Franz-Liszt-Str. 16
07407 Rudolstadt

Gedenkstätte für die Opfer politischer
Gewalt in Sachsen-Anhalt 1949-1989
Umfassungsstr. 76
39028 Magdeburg
Tel. 0391/222592
Fax 0391/222592

HELP e.V.
Hilfsorganisation für die Opfer
politischer Gewalt in Europa
Ruschestr. 59
Haus 1
10365 Berlin
Tel. 030/5536767

Stiftung für ehemalige politische
Häftlinge
Wurzer Str. 106
53175 Bonn

Union der Opferverbände kommunistischer Gewaltherrschaft (UOKG) e.V.
Deutschlandhaus
Stresemannstr. 90
10963 Berlin
Tel. 030/2651792

Adressen

Beratungs- und Therapieeinrichtungen

Behandlungszentrum für Folteropfer
Spandauer Damm 130
Klinikum Westend
Haus 6
14050 Berlin
Tel. 030/30353591

Behandlungszentrum für Folteropfer Ulm
Seelengraben 22
89073 Ulm
Tel. 0731/22833

Danach
Therapiehilfe für Gewaltbetroffene e.V.
Postfach 30 12 24
20305 Hamburg
Tel. 040/49 77 97

Psychosoziales Zentrum Düsseldorf
c/o Diakonisches Werk
Graf-Adolf-Str. 102
40210 Düsseldorf
Tel. 0211/35 33 15

Refugio Bremen
Gothaer Str. 19
28215 Bremen
Tel. 0421/3 76 07 49